Christoph Letzel

Neuropsychologische Befunderhebung

Arbeitsbuch für Befund und Therapie

W0057488

Pflaum Physiotherapie

Herausgeberin: Ingeborg Liebenstund

Christoph Letzel

Neuropsychologische Befunderhebung

Arbeitsbuch für Befund und Therapie

Pflaum

Anschrift des Autors:

Christoph Letzel
Hintergasse 4
67308 Lautersheim

Impressum

Bitte beachten Sie: Die medizinische Entwicklung schreitet permanent fort. Neue Erkenntnisse, was Medikation und Behandlung angeht, sind die Folge. Autoren und Verlag haben größte Mühe walten lassen, um alle Angaben dem Wissensstand zum Zeitpunkt der Veröffentlichung anzupassen. Dennoch ist der Leser aufgefordert, Dosierungen und Kontraindikationen aller verwendeten Präparate und medizinischen Behandlungsverfahren anhand etwaiger Beipackzettel und Bedienungsanleitungen eigenverantwortlich zu prüfen, um eventuelle Abweichungen festzustellen.

Bibliografische Information Der Deutschen Bibliothek

Die Deutsche Bibliothek verzeichnet diese Publikation in der Deutschen Nationalbibliografie; detaillierte bibliografische Daten sind im Internet über http://dnb.ddb.de abrufbar.

ISBN 3-7905-0894-2

© Copyright 2003 by Richard Pflaum Verlag GmbH & Co. KG
München • Bad Kissingen • Berlin • Düsseldorf • Heidelberg

Lektorat: Richard Pflaum Verlag
Redaktion und Herstellung: Buchundmehr, München
Innenlayout: Carsten Tschirner, München
Satz: Buchundmehr, München
Druck und Bindung: LegoPrint, Trento

Informationen über unser aktuelles Buchprogramm finden Sie im Internet unter: http://www.pflaum.de

Inhalt

Vorwort

Dieses Buch ist ein Werk „aus der Praxis für die Praxis". Es erhebt nicht den Anspruch, neue Methoden für die Rehabilitation von Patienten mit neuropsychologischen Störungen zu beschreiben oder neue Forschungsergebnisse darzustellen. Vielmehr findet sich darin eine systematische Beschreibung von Befund und Therapie, wie sie in vielen qualifiziert arbeitenden Einrichtungen durchgeführt werden. Die Materialien zur Befunderhebung sind eine Zusammenstellung aus Materialien, wie sie in vergleichbarer Weise in diversen hausinternen Befunderhebungssystemen zu finden sind. Weitere Ideen zur Gliederung und Ausführung sind den beiden für Großbritannien standardisierten Befundsystemen „Rivermead Perceptual Assessment Batterie" (RPAB) und „Chessington Occupational Therapie Neuropsychological Assessment Batterie" (COTNAB) entnommen.

Das Buch soll ein Instrument darstellen, um einen fundierten hypothesengeleiteten Befund zu erstellen, ihn zu interpretieren und darauf aufbauend eine Therapie zu planen und durchzuführen.

Die neuropsychologische Therapie kann sehr abwechslungsreich sein. Gerade wir Ergotherapeuten und Physiotherapeuten können mit unseren Kenntnissen über Aktivitäten des täglichen Lebens (ADL) und Handwerkstechniken eine fundierte und abwechslungsreiche neuropsychologische Behandlung durchführen.

Christoph Letzel

Danksagung

An dieser Stelle bedanke ich mich bei allen Menschen, die zum Gelingen dieses Werkes beigetragen haben. Bei meinen Kollegen, die mich durch konstruktive Kritik unterstützt haben, besonders bei Markus Greß-Heister, der mir sehr hilfreiche Anregungen zur Gestaltung gab und das Buch auf fachliche Korrektheit überprüfte. Weiter gilt mein Dank meinen Kollegen Andreas Veeser und Isabell Unnold, die mit an der Erstellung und Erprobung des Neuroscreenings beteiligt waren. Last but not least bedanke ich mich bei meiner Frau Heidrun, die als nicht im medizinischen Bereich tätige Lektorin sehr viele Anregungen zur besseren Verständlichkeit gab.

Einleitung

Das Buch gibt einen Überblick über die Befunderhebung und die Therapie für Patienten mit erworbenen neuropsychologischen Störungen.

Es soll als Arbeitsbuch und Arbeitshilfe genutzt werden. Die einzelnen Kapitel sind in sich geschlossen und können als Hilfe bei den jeweiligen Fragestellungen während der Befunderhebung oder der Therapie benutzt werden.

Im ersten Kapitel werden die für den Befund relevanten Fähigkeiten bzw. Störungsbilder vorgestellt. Um eine Störung in einem System besser zu verstehen und die Therapie unter Einbeziehen des Wissens über die neuronale Plastizität planen zu können, wird im zweiten Kapitel die Wirkungsweise des Gehirns stark vereinfacht und bildhaft dargestellt. Darauf aufbauend wird im dritten Kapitel anhand eines Alltagsbeispiels aufgezeigt, mit welchen verschiedenen Wahrnehmungskanälen jeder Mensch diese Fähigkeiten auf verschiedene Weise einsetzt. Im vierten Kapitel werden die neuropsychologischen Störungsbilder definiert und Beispiele für mögliche Verhaltensweisen von betroffenen Patienten gegeben.

Das fünfte Kapitel beschäftigt sich mit dem Befund. An drei unterschiedlichen Fallbeispielen wird dem Leser eine Systematik der Befunderhebung verdeutlicht, die es ihm erleichtern soll, das theoretische Wissen in die praktische Arbeit umzusetzen. Die verschiedenen therapeutischen Herangehensweisen – Approaches – werden im sechsten Kapitel dargestellt. Aufbauend auf den Fallbeispielen aus Kapitel fünf werden im siebten Kapitel die Therapieplanung und ein Dokumentationsformular vorgestellt, das sich in der praktischen Arbeit als Zeit sparend und effektiv bewährt hat. Im achten Kapitel finden sich Tipps zum Einsatz von Therapiematerialien bei verschiedenen Störungsbildern. Das neunte Kapitel beinhaltet das Befundsystem „Neuroscreening" mit 10 Anleitungsbögen für die Praxis. Die Bögen in Originalgröße DIN A4 können entweder beim Verlag bestellt werden (Richard Pflaum Verlag, Postfach 19 07 37, 80607 München) oder aus dem Internet auf den eigenen PC heruntergeladen werden (www.pflaum.de/buecher/physiotherapie/neurologie/letzel.pdf).

Tel: 089 / 126070

1 Überblick über perzeptive, kognitive und neuro- psychologische Fähigkeiten

1.1 Perzeptive und neuropsychologische Fähigkeiten für die therapeutische Befund- erhebung und Behandlung

Die neuropsychologischen Leistungen werden in vier Gruppen eingeteilt, die in sich noch weiter aufgegliedert werden können (Abb. 1.1).

Basisfunktionen

Bei der ersten Gruppe handelt es sich um die so genannten Basisfunktionen der Wahrnehmung. Diese Funktionen stellen sicher, dass die grundlegenden Voraussetzungen zum Wahrnehmen und weiteren Verarbeiten der Reize gegeben sind.

Gedächtnisleistungen

Die zweite Gruppe beinhaltet die Gedächtnisleistungen, also alle Funktionen, die dafür sorgen, dass eine Information „im Kopf behalten wird".

Die Gedächtnisleistungen werden auf zweierlei Arten unterteilt. Die erste unterscheidet nach der Quantität, d.h. danach, wie lange eine Information gespeichert (im Kopf behalten) wird. Hier unterscheidet man das Kurzzeitgedächtnis (zusammengesetzt aus Informationsverarbeitungsgeschwindigkeit und Gegenwartsdauer), das mittelfristige Gedächtnis und das Langzeitgedächtnis. Weiter werden

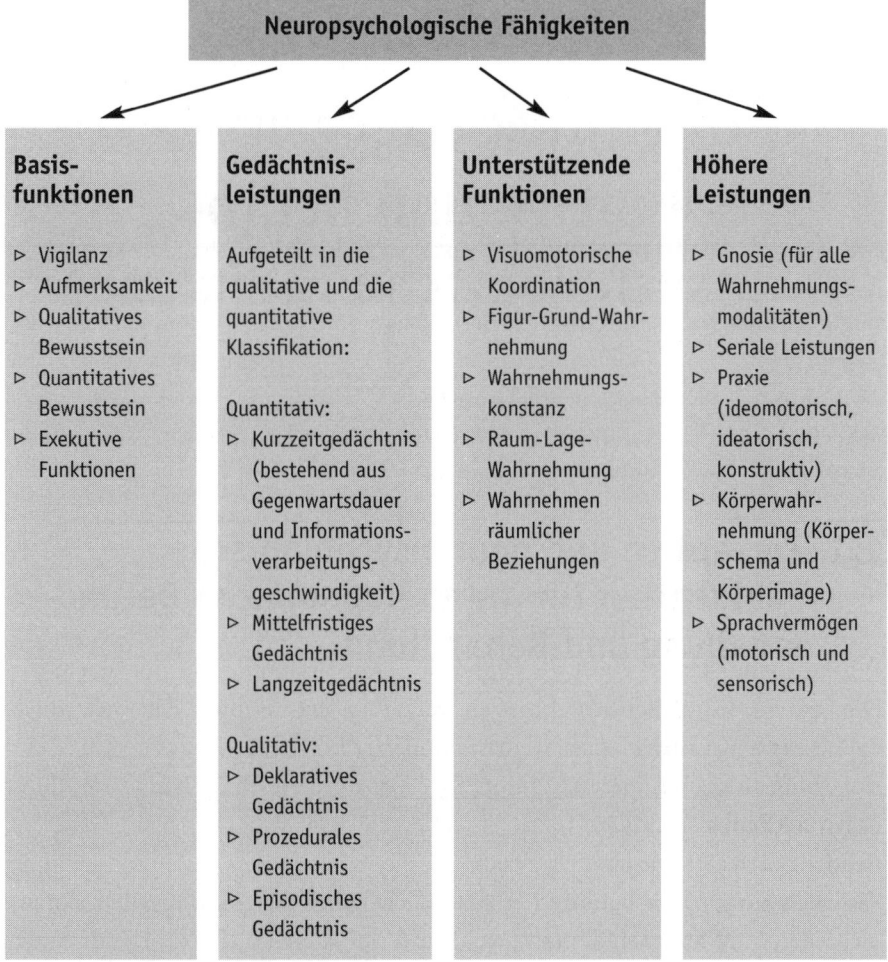

Abb. 1.1 Neuropsychologische Fähigkeiten

die Gedächtnisfunktionen nach der Qualität unterschieden, d.h. danach, in welchem Zusammenhang sie benötigt werden oder für welche Anforderungen sie wichtig sind. Es wird unterschieden, ob die Gedächtnisleistung benötigt wird, um Dinge zu benennen (deklaratives Gedächtnis), Handlungen zu beschreiben (prozedurales Gedächtnis) oder Geschichten/Erlebnisse zu erzählen (episodisches Gedächtnis).

Unterstützende Funktionen

Die Aufgabe der dritten Gruppe ist die Filterung und Verarbeitung von Sinneseindrücken. Diese „unterstützenden Funktionen" der Sinneswahrnehmung beziehen sich auf alle Wahrnehmungsqualitäten (taktil, visuell, auditiv, gustatorisch und olfaktorisch, propriozeptiv, vestibulär).

Diese Wahrnehmungsfunktionen helfen bei der Reizintegration, indem sie sagen, woher der Reiz kommt (audiomotorische Koordination, visuomotorische Koordination ...), welcher der vielen gleichzeitig einwirkenden Reize wichtig ist (Figur-Grund-Wahrnehmung), ob der Reiz schon einmal – wenn auch in leicht abgewandelter Form – wahrgenommen wurde (Wahrnehmungskonstanz), wo der Reiz sich im Raum befindet (Raum-Lage-Wahrnehmung) oder wie die räumliche Beziehung der verschiedenen Reize untereinander und zum Wahrnehmer ist (Wahrnehmen räumlicher Beziehungen).

Höhere Leistungen

In der vierte Gruppe werden die „höheren Leistungen" zusammengefasst. Diese Leistungen sind eng mit kognitiven Leistungen verbunden. Sie setzen also ein Wissen voraus. Dazu gehört die Fähigkeit, etwas Bekanntes mit nur einem Sinneskanal wiederzuerkennen (Gnosie), außerdem eine Reihenfolge wahrzunehmen (seriale Wahrnehmung). Weiter zählt dazu die Handlungsplanung, d.h. eine Bewegung zu planen und auszuführen (ideomotorische Praxie), eine Handlung zu planen und auszuführen (ideatorische Praxie) und zwei oder mehr Dinge zusammenzusetzen (konstruktive Praxie).

Zu dieser Gruppe zählt weiterhin das Wissen über den funktionellen Zusammenhang des Körpers (Körperschema) und das subjektive Gefühl vom eignen Körper (Körperimage). Eine sehr wichtige Leistung in dieser Gruppe ist die des Sprachvermögens, d.h. ob Gesprochenes verstanden wird (sensorisch) oder ob das Beabsichtigte gesprochen wird (motorisch).

2 Grundlagen der Funktion des menschlichen Gehirns

2.1 Modell des Reiz-Reaktions-Mechanismus

Um einen Patienten mit neurologisch bedingten Ausfällen qualitativ gut zu befunden, ist es nötig, sich die neuronale Funktionsweise *bildhaft* vorstellen zu können.

In der Literatur wird dazu mit verschiedenen Begrifflichkeiten und Bildern gearbeitet, die je nach Erscheinungsdatum und Profession des Autors sehr unterschiedlich sein können.

An dieser Stelle werden die neurologischen und neuropsychologischen Vorgänge sehr vereinfacht und bildhaft dargestellt, damit der Therapeut sich sein Vorgehen erklären und selbstständig weiterentwickeln kann (Abb. 2.1).

Ein Umweltreiz wird von Rezeptoren aufgenommen und über die sensorischen aufsteigenden Bahnen (afferente Bahnen) mit einer Schaltstelle zum Rückenmark und von dort zum Gehirn geleitet. Von einer zentralen Reizverarbeitungsstörung wird gesprochen, wenn die pathologische Reizverarbeitung im Gehirn stattfindet und auf dem Weg von der Reizaufnahme zum Gehirn keine Störung vorliegt oder nicht ursächlich für die Störung ist.

Im Gehirn werden aus der Vielzahl der aufgenommenen Reize diejenigen, die relevant erscheinen, ausgefiltert und weiterverarbeitet. Es findet der Abgleich statt, ob diese Reize von dieser Sinnesmodalität oder einer anderen schon einmal

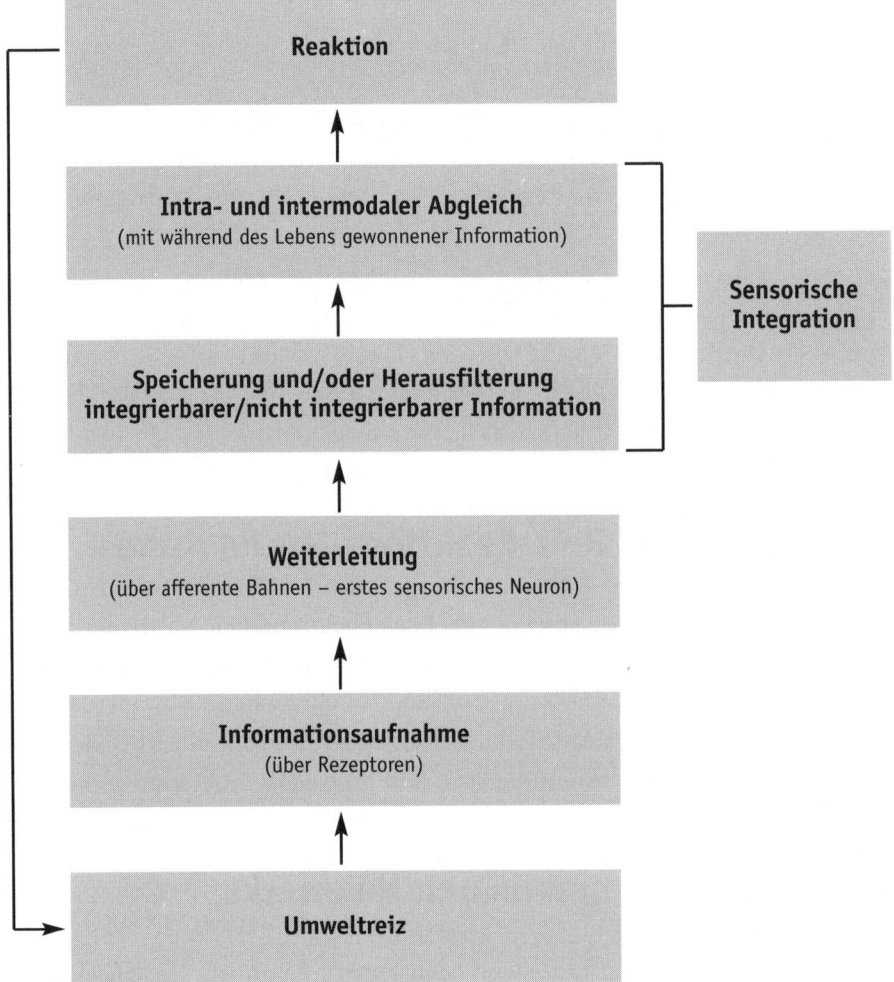

Abb. 2.1 Modell des Reiz-Reaktions-Mechanismus

aufgenommen und gespeichert wurden, oder ob es sich um völlig neue und un-
bekannte Reize handelt. Nach diesem Prozess des Erkennens folgt der Befehl zur
Antwort.

Beispiel

Dieser Vorgang soll anhand eines Beispiels verdeutlicht werden: Ein Mensch tritt beim Laufen gegen einen großen Stein.

Die Wahrnehmung der Vorwärtsbewegung des linken Beines wird über die Propriozeptoren aufgenommen und über sensorische Bahnen an das Gehirn weitergeleitet. Gleichzeitig wird die Wahrnehmung, dass der linke große Zeh an einen Stein gestoßen ist, über Druck- und Schmerzrezeptoren (taktiles System) aufgenommen und ebenfalls über sensorische Bahnen zum Gehirn geleitet. Durch diese Information aufmerksam geworden, schaut der Mensch auf seinen linken Fuß und sieht ihn an den Stein anstoßen. Dies wird über die Sehbahnen zum Gehirn weitergeleitet. Im Gehirn angekommen, findet der intermodale Abgleich dieser drei Reize (aus unterschiedlichen Sinnesmodalitäten) statt. Das Gehirn erarbeitet, ob und wie die Reize zueinander passen und kommt in diesem Fall zu dem Ergebnis, dass der Schmerz dadurch zustande gekommen ist, dass der Fuß ohne ihn hochzuheben nach vorne bewegt wurde und damit an den Stein angestoßen ist. Diese Erkenntnis konnte erlangt werden, da eine ähnliche Situation oder ähnliche Empfindungen in der Vergangenheit schon einmal gemacht, gespeichert und jetzt als ähnlich erkannt wurden. Die Reaktion, die der Mensch in dieser Situation zeigen wird, ist, dass er seine Handlung neu plant und das Gehirn an die Muskeln neue Instruktionen gibt, den Fuß nicht nur nach vorne zu bewegen, sondern gleichzeitig zu heben.

2.2 Modell des neuronalen Netzwerks

Für die oben dargestellten Einzelleistungen Filtern, Erkennen, Verstehen, Speichern und Erinnern von Reizen sowie Planen einer Antwort sind bestimmte Zellen oder Zellverbände im Gehirn verantwortlich. Welche Hirnzellen in welcher Kombination für welche Leistung verantwortlich sind, ist seitens der Neuropsychologie noch nicht endgültig geklärt. Um die Funktionsweise verstehen und erklären zu können, wird auch in der Neurowissenschaft mit Modellen gearbeitet. Seit Forschung, Medizin und Philosophie betrieben werden, wurden immer wieder neue Modelle über die Funktionsweise des menschlichen Gehirns entworfen und z.T. aufgrund neuer Erkenntnisse wieder verworfen. Zwei neuronale Modelle aus dem letzten Jahrhundert sind der Funktionalismus und die Zentrenlehre. Wenn sie miteinander kombiniert und ergänzt werden, kann mit ihrer Hilfe ein dem heutigen Stand der Wissenschaft entsprechendes Modell entwickelt werden.

Zentrenlehre

Die Zentrenlehre vertritt die rein *lokale* Sichtweise des Gehirns. Sie geht davon aus, dass die Großhirnrinde in Areale aufgeteilt ist. Die Zellen in diesen Arealen haben eine definierte Aufgabe, die nur von ihnen zu erfüllen ist. So haben z.B. die Zellen in dem als Broca-Zentrum bezeichneten Areal die Funktion der motorischen Sprachproduktion.

Mit dieser lokalen Sichtweise des Gehirns können viele Untersuchungen und Forschungsergebnisse erklärt werden. Die Grenze dieses Modells zeigt sich aber in der Frage der neuronalen Reorganisation nach einer zentralnervösen Schädigung. Tritt eine Läsion an einer umschriebenen Stelle des Gehirns auf, findet eine neuronale Reorganisation nach diesem Modell nur insoweit statt, wie die nichtgeschädigten Zellen diese Aufgabe bewältigen können. Oder die Reorganisation findet statt, indem Zellen aus angrenzenden Arealen die Aufgabe mit übernehmen. Bei konsequentem Weiterdenken könnten sich dann aber andere Leistungen, an denen die Zellen vorher beteiligt waren, verschlechtern.

Funktionalismus

Der Funktionalismus vertritt die rein *funktionelle* Sichtweise des Gehirns. Das Gehirn sei mit einem Computerprogramm vergleichbar, das logische Operationen steuert und die Kommunikationswege verwaltet. Denken, Fühlen und Bewusstsein seien nicht an die Substanz des Gehirns gebunden, sondern seien auf eine logische Beziehung seiner Elemente gegründet. Auch mit dieser Sichtweise können viele Forschungs- und Untersuchungergebnisse erklärt werden. Genau wie die Zentrenlehre stößt das Modell aber an seine Grenzen. So ist z.B. die Tatsache, dass bei verschiedenen Patienten mit einer Läsion gleicher Lokalisation im Gehirn sehr ähnliche Symptome auftreten, mit dem Funktionalismus nicht befriedigend erklärbar.

Neuronales Netzwerk

Mit Hilfe bildgebender Verfahren und moderner Untersuchungsmethoden wie der funktionellen Kernspintomographie oder Positronen-Emissions-Tomographie und dem „Interoperanten Monitoring" konnten neue Erkenntnisse gewonnen werden, um darauf das Modell des neuronalen Netzwerks zu gründen. Mit diesem Modell können aus heutiger Sicht neuronale Aktivität, Organisation und Reorganisation nach einer Schädigung befriedigend erklärt werden.

Das menschliche Gehirn kann als neuronales Netzwerk betrachtet werden, in dem ca. 250–500 Milliarden Zellen mit bis zu 10 000 Verbindungen pro Zelle untereinander vernetzt sind. Bestimmte Zellen mit definierten Aufgaben finden sich gehäuft an umschriebenen Stellen der Großhirnrinde (siehe Anmerkungen unten). Für eine klar definierte Fähigkeit sind die jeweiligen Zellen mit ihren Verknüpfungen in diesem Areal und ihren Verknüpfungen zu anderen Teilen des über das gesamte Gehirn verzweigten neuronalen Netzwerks verantwortlich. Es besteht ein Zusammenhang zwischen der Komplexität einer Aufgabe und der Größe und Vernetzung des beteiligten Zellverbandes. Je peripherer der Sinn ist, desto „verorteter" sind die Leistungen. Sehen, Riechen, Schmecken und Hören sind somit als periphere Sinne relativ definiert lokalisiert. Je komplexer jedoch eine kognitive Funktion ist, desto weiter projiziert muss sie repräsentiert sein, desto umfassender müssen ihre Verknüpfungen im neuronalen Netzwerk sein. Die Fähigkeit, des Erkennens und des Wiedererkennens kommt als sehr komplexe Leistung durch die Verbindungen in einem großen Netzwerk zustande und ist nicht umschrieben lokalisiert. Der Umkehrschluss für die Therapie lautet: Je komplexer die aufgetretene Störung ist, desto komplexere Strukturen müssen mit den therapeutischen Übungen angesprochen werden (Abb. 2.3). Je einfacher die aufgetretene Störung ist, desto umschriebenere Strukturen müssen mit der Therapie angesprochen werden.

(Anmerkung: Ob die Zellen, die gehäuft in den umschriebenen Arealen auftreten, selbst an der Ausführung der Aufgabe beteiligt sind oder nur als Schaltzentrum dienen, wie es momentan in der Neurowissenschaft unter dem Stichwort „Connectionismus" diskutiert wird, ist in diesem Zusammenhang für Therapeuten unerheblich.)

Bildhafte Darstellung der neuronalen Reorganisation

Nehmen wir an, in der Skizze (Abb. 2.2) sei beispielhaft ein Teil des Schaltplans des Gehirns zum Thema „Auto" zu sehen: Das erste Netzwerk (durchgezogene Linien) steht für die Fähigkeit/Teilleistung ein Auto zu erkennen (Gnosie), das zweite Netzwerk (gestrichelt) steht für die Fähigkeit, das Wort „Auto" zu sprechen (Sprachvermögen), und das dritte Netzwerk (gepunktet) steht für die Fähigkeit, in ein Auto einzusteigen (Praxie). So wird deutlich, dass zum einen Zellverbände für eine definierte Aufgabe in bestimmten Arealen zu finden sind und zum anderen einzelne Zellen in verschiedenen Netzwerken zur Erfüllung bestimmter Fähigkeiten aktiv eingebunden sind.

Tritt an einer umschriebenen Stelle des Gehirns eine komplette oder teilweise Schädigung auf, fallen ganz oder teilweise die Fähigkeiten aus, die an dem Läsionsort und von den entsprechenden Zellverbänden und den weiteren Verknüpfungen der Zellen repräsentiert waren (Abb. 2.3).

Bei dem gegebenen Beispiel fällt ein relativ großer Teil des zweiten Netzwerks (gestrichelt), ein kleinerer Teil des dritten (gepunktet) und ein sehr geringer Teil des ersten Netzwerks (durchgezogen) aus. Es werden voraussichtlich Sprach-

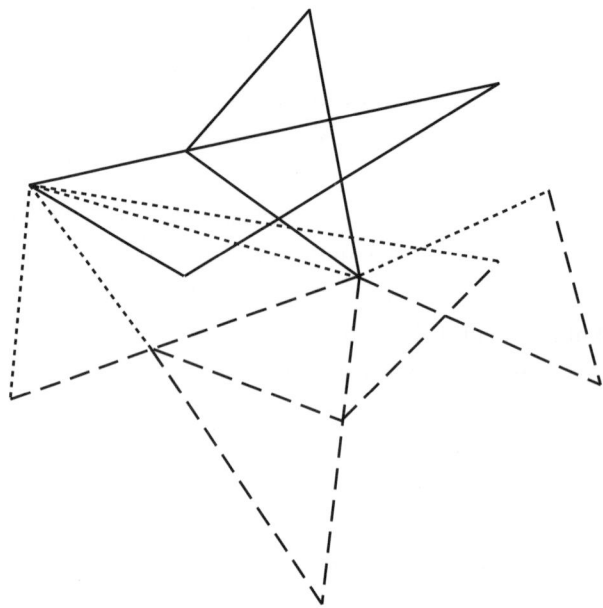

Abb. 2.2
Beispiel für einen Schaltplan im neuronalen Netzwerk mit Verbindungen der Zellen in ihrem Areal (durchgezogene, gestrichelte und gepunktete Linie) und zu anderen Arealen des Netzwerks

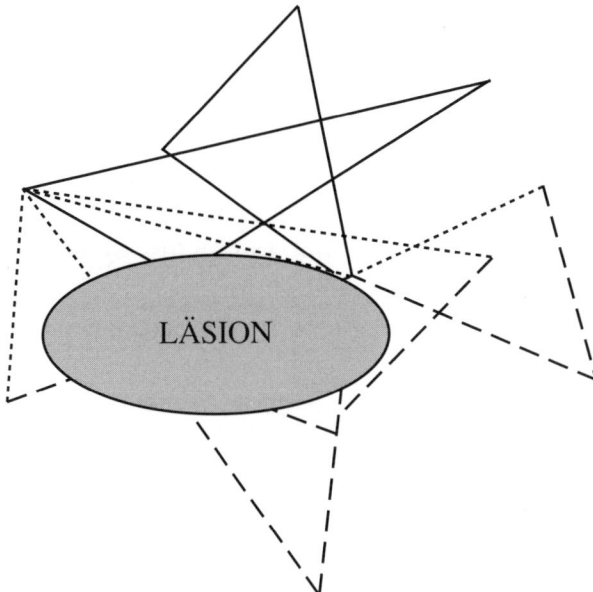

Abb. 2.3
Der Schaltplan im neuronalen
Netzwerk nach einer Schädigung, z.B. durch einen Tumor
oder Apoplex

störungen dominieren. Weiter könnten Probleme auftreten, vertraute Objekte zu
erkennen (Agnosie) und leichte Probleme, eine Handlung zu planen (Apraxie).
Ist es zu einer Schädigung der Großhirnrinde gekommen, beginnt der Prozess
der neuronalen Reorganisation. Die verbliebenen, nicht geschädigten Zellen
können neue Verbindungen mit anderen Zellen bilden.
Die nicht geschädigten gestrichelten Zellen im Beispiel können ihre vorige Aufgabe zunächst nicht mehr erfüllen. Wenn sie nicht durch gezielte Reize (durch
eine qualifizierte Therapie) angeregt werden, besteht die Gefahr, dass sie in andere Netzwerke mit anderen Aufgaben eingebunden werden (durch neu ge-
knüpfte neuronale Verbindungen). In diesem Fall wäre es sehr schwer, sie wieder
zur Aufnahme ihrer ursprünglichen Aufgabe, in diesem Beispiel der Sprache, zu
bewegen.
Wenn gezielte Reize gegeben werden, besteht die Möglichkeit, dass die nicht geschädigten Zellen des (gestrichelten) Netzwerks und weitere angrenzende Zellen
und Zellverbände (durchgezogen und gepunktet) neue Verknüpfungen bilden.
Durch diese neu entstandenen Verknüpfungen können die Aufgaben des ausge-
fallenen Netzwerks ganz oder teilweise übernommen werden.

Die gezielten Reize, die in der Therapie angeboten werden, müssen so ausgewählt sein, dass möglichst viele Teile der verschiedenen vernetzten Teilleistungen angeregt werden, um so eine erfolgreiche neuronale Reorganisation zu erreichen. Außerdem muss mit den neuropsychologischen Anteilen der Therapie so früh wie möglich begonnen werden, um die „Abwanderung" der Zellen zu verhindern.

3 Der Einsatz neuropsychologischer Fähigkeiten im Alltag

3.1 Der individuelle Gebrauch perzeptiver Fähigkeiten

Die Frage, wie welche perzeptiven und kognitiven Fähigkeiten im Alltag eingesetzt werden, kann nicht generell gültig beantwortet werden. Dies wird deutlich, wenn man sich gängige Aussagen von Lernenden anschaut. Da wird von eher „visuellen Typen" oder eher „auditiven Typen" gesprochen. Gemeint sind damit Schüler, die besser lernen, wenn sie etwas sehen, oder Schüler, die besser lernen, wenn sie etwas hören.

Die Frage, wie die neuropsychologischen Fähigkeiten eingesetzt werden, wird jeder von uns anders beantworten, da jeder seinen individuellen Weg hat, etwas zu lernen oder zu erfassen. Einen Weg als den richtigen zu erklären, wäre genauso vermessen wie den einzig richtigen Bewegungsablauf für das Aufstehen aus dem Bett festlegen zu wollen.

Dass jeder seinen ganz individuellen Weg geht, um eine Aufgabe zu lösen, soll an einem einfachen Selbstversuch verdeutlicht werden:

Welcher Wahrnehmungskanal hat Ihnen heute Morgen gesagt, dass das Kaffeewasser durchgelaufen ist? Haben Sie es gemerkt, weil es so gut gerochen hat (olfaktorisch), oder weil die Kanne voll war (visuell), oder weil das Gluckern nicht mehr zu hören war (auditiv), oder weil die Maschine immer durchgelaufen ist, wenn Sie aus dem Bad kommen (Gedächtnis, Gewohnheit)?

Die Feststellung, dass der Kaffee fertig ist, ist eine vergleichsweise einfache Leistung, bei der man bereits sehen kann, dass es viele Möglichkeiten des Wahrnehmens und Erkennens gibt. Allein bei dieser relativ einfachen Leistung gibt es mindestens vier richtige/mögliche Wege.

Bleiben wir beim einfachen Beispiel des allmorgendlichen Rituals. Wie haben Sie den Frühstückstisch gedeckt, und vor allem, wie haben Sie diese komplexe Handlung vorher geplant? Stellen Sie z.B. die Tasse zu dem Teller, weil Sie vorher den Tisch angesehen und analysiert haben, was noch fehlt, oder ist das Geschirr in Ihrem Küchenschrank so angeordnet, dass Sie einfach von links nach rechts alles rausnehmen und nebeneinander stellen?

Wenn man nun die beiden aufgeführten oder andere mögliche Lösungsmöglichkeiten der Aufgabe „Tischdecken" betrachtet, stellt sich die Frage: Welcher Lösungsweg ist richtig? Die Antwort ist klar: Alle Möglichkeiten sind richtig.

Machen Sie doch einmal den Selbstversuch oder den Versuch mit Freunden, Ihren Kindern oder Ihrem Partner: Geben Sie vor, wie das Frühstück zuzubereiten sei, z.B.

▷ *Koche Kaffee und stelle fest, ob er fertig ist, indem du im Wassertank nachschaust, ob alles Wasser durchgelaufen ist.*

▷ *Dann überlege dir genau, wie das Gedeck auf den Tisch gestellt werden soll.*

▷ *Jetzt hole alle Einzelteile für das Gedeck und zwar zuerst in der Reihenfolge von rechts nach links.*

▷ *usw.*

Sicherlich werden Sie feststellen, dass Sie oder die Versuchsperson mit dieser Vorgehensweise Schwierigkeiten hat. Die Schwierigkeiten treten nicht auf, weil etwa die Versuchsperson oder Sie eine Störung haben. Die Schwierigkeiten treten auf, weil eine Art der Wahrnehmung und des Planens vorgegeben wurde, die für die Person ungewohnt ist und nicht in das individuelle perzeptive und neuropsychologische Leistungsprofil passt.

3.2 Schlussfolgerungen für die Therapie

Aus dem oben beschriebenen Modell können für die Therapie folgende Schluss-
folgerungen gezogen werden:

▷ Bevor mit einem Patienten eine neuropsychologische Therapie durchgeführt
  wird, müssen die perzeptiven und kognitiven Anforderungen dieser Tätigkeit
  genau analysiert und verschiedene Lösungswege überlegt werden.

▷ Es muss überlegt/gemeinsam mit dem Patienten erarbeitet werden, wie er
  diese Tätigkeit vor der Erkrankung ausgeführt hat.

▷ Weiter muss anhand der Anforderungsanalyse festgestellt werden, ob und welche Kompensationsmöglichkeiten bestehen und ob diese von dem Patienten
  genutzt werden können oder sollen (je nach Befund und Zielsetzung).

4 Definition und Erläuterung der neuropsychologischen Fähigkeiten und Störungsbilder

4.1 Vorbemerkung

In diesem Kapitel werden die für den logopädischen, ergo- und physiotherapeutischen Befund bzw. die Arbeit relevanten Störungsbilder vorgestellt und erläutert. Unter „häufig zu beobachtendes Verhalten" werden einige typische Verhaltensweisen der betroffenen Patienten beschrieben.

Die Beschreibung der Symptome und der Störungsbilder bzw. des Verhaltens des Patienten kann nur sehr plakativ gestaltet werden. Sieht man den einen Patienten vor sich, bei dem eine Wahrnehmungsfunktion gestört ist, wird er mit Sicherheit ein anderes Erscheinungsbild/eine andere Kombination von Symptomen zeigen als ein anderer Patient mit einer Störung, die neuronal an der gleichen Stelle auftritt. Das mag zum einen daran liegen, dass es neuronal gesehen sehr unwahrscheinlich ist, zweimal genau die gleichen Strukturen zu zerstören (zumal kein Gehirn dem anderen gleicht). Zum anderen muss man auch davon ausgehen, dass jede Wahrnehmungsfunktion für jeden Menschen eine andere Wichtigkeit hat (vergleiche Kapitel 3) und dass sie von jedem Menschen anders ausgeglichen, kompensiert oder auch überspielt wird.

Anders als im Bereich der Neuropsychologie durch angeborene Hirnschädigung (Pädiatrie) hat man es im Bereich der Neuropsychologie durch erworbene Hirnschädigung mit Menschen zu tun, die während ihres bisherigen Lebens alle Sinneseindrücke physiologisch erfahren und verarbeitet haben und deren Eindrücke daher im Gehirn auf individuelle Weise gespeichert sind. Erst in der Zeit nach dem Ereignis (Apoplex, Schädel-Hirn-Trauma, Tumor) oder mit Fortschreiten der Erkrankung (zerebrale Durchblutungsstörung) haben diese Menschen einzelne Wahrnehmungsleistungen verloren, bzw. sie stehen ihnen nur noch unvollständig zur Verfügung.

Jeder Mensch, und damit jeder Patient, reagiert bei Verlust von Wahrnehmungsfähigkeiten aufgrund seiner bisherigen Lebenserfahrung, Erinnerung, psychischen und kognitiven Fähigkeiten und motorischen Voraussetzungen individuell und mit verschiedenen Kompensations- und/oder Vermeidungsstrategien. Folglich können die Symptome, die aufgrund einer Störung auftreten sehr unterschiedlich sein. Außerdem können alle Symptome in verschiedenen Kombinationen und Schweregraden auftreten. Deshalb können hier nur einige Beispiele gegeben werden, die häufig zu beobachten sind.

4.2 Strategien der Patienten im Umgang mit Defiziten

Verschiedene Strategien, mit einer Störung umzugehen, sollen an dem Beispiel einer gestörten Figur-Grund-Wahrnehmung (siehe Kap. 4.3.3) verdeutlicht werden:

Man stelle sich einen siebzigjährigen Patienten vor, der in einem Seniorenwohnheim lebt und an einer gestörten Figur-Grund-Wahrnehmung im auditiven Bereich leidet. Der Patient hat große Schwierigkeiten aus den verschiedenen Geräuschen, die er hört, das für ihn Wichtige herauszufiltern. Es gibt verschiedene Grundmuster, wie man mit einer solchen Problematik umgehen kann. Vier seien an dieser Stelle skizziert:

Er leugnet seine Störung

In diesem Fall wird er als sehr unzufriedener älterer Herr erscheinen und dem Heimpersonal und seinem Umfeld Vorwürfe machen, dass alle immer so leise und durcheinander reden. Es wird evtl. eine Abklärung durch den Hals-Nasen-

Ohren-Arzt verordnet, oder dem älteren Herrn werden wahnähnliche Symptome zugeschrieben. In der medizinischen und psychologischen Literatur wird von „Coping" oder einer „Als-ob-Störung" gesprochen.

Es ihm ist peinlich

Ist ihm seine verschlechterte Wahrnehmungsleistung peinlich, wird er versuchen, dass sie nicht bemerkt wird. Er kann Veranstaltungen fern bleiben, bei denen die Störung besonders deutlich wird (z.B. gemeinsame Busfahrten, gemeinsames Essen), oder er versucht, die Störung zu überspielen. Dann wird er sich wohl vermindert an Gesprächen beteiligen und eher freundlich lächelnd nebendran sitzen. Mit diesem Verhalten läuft er Gefahr, dass er als leicht dementer und seniler Patient/Bewohner angesehen wird.

Er kämpft gegen seine Störung an

Kämpft er mit allen Mitteln gegen seine gestörte Wahrnehmung an, kann es sein, dass er seine Probleme durch erhöhte Konzentration ausgleichen will. In diesem Fall wird er schnell ermüden. So kann die eigentliche Wahrnehmungsstörung wie eine Konzentrationsstörung wirken.

Er akzeptiert seine Störung

Er geht offen mit seiner Störung um und kennt die Therapiemöglichkeiten (zugegebenermaßen ist das der konstruierte Idealfall). Er nimmt wie vorher an Aktivitäten teil, bittet aber seine Umwelt, auf ihn Rücksicht zu nehmen. Dies kann z.B. durch verminderte Hintergrundgeräusche (Musik) erfolgen oder durch direkte Ansprache.

An diesem Beispiel wird deutlich, dass der gezeigte Umgang des Patienten mit einer Störung nicht die berühmte „Was-passiert-dann-Maschine" von Kermit aus der Sesamstraße ist, sondern ein sehr komplexer Vorgang, bei dem auch die Biographie, die Psyche, die weiteren kognitiven und perzeptiven Fähigkeiten und die momentanen Lebensumstände und -planungen des Patienten berücksichtigt werden müssen. Um eine neuropsychologische Störung durch Beobachtung befunden zu können, ist neben dem therapeutischen Fachwissen eine genaue Kenntnis des Patienten, seiner allgemeinen Fähigkeiten, Angewohnheiten und

Interessen, das Wissen um anamnestische Daten und außerdem viel Zeit zum Beobachten nötig. Anders ausgedrückt: Hat der Therapeut das nötige Fachwissen, kann gut beobachten, sich in den Patienten hineinfühlen, und er hat wichtige Hintergrundinformationen über den Patienten, wird er mit einer hypothesengeleiteten Befunderhebung (siehe Kapitel 5) zu einem richtigen Ergebnis kommen.

4.3 Definition der Fähigkeiten und Auswirkungen einer Störung

4.3.1 Basisfunktionen der Wahrnehmung

Zu den Basisfunktionen der Wahrnehmung zählen: Vigilanz, Aufmerksamkeit, Konzentration, qualitatives und quantitatives Bewusstsein sowie die exekutiven Funktionen. Es sind diejenigen neuropsychologischen Funktionen, ohne die kein Wahrnehmungs- oder Wahrnehmungsverarbeitungsprozess befriedigend ablaufen würde.

Vigilanz
Definition:
Unter Vigilanz versteht man die Grundwachheit, d.h. den Zustand der Reaktionsbereitschaft. Den Patienten mit Vigilanzstörungen fehlt das richtige Maß an Grundwachheit. Sie haben eine verminderte grundsätzliche Reaktionsbereitschaft auf Umweltreize.
Häufig zu beobachtendes Verhalten bei Vigilanzstörungen:
Die Patienten wirken schläfrig und reagieren gar nicht oder vermindert auf Ansprache des Therapeuten oder des Pflegepersonals. Die Patienten dösen bei der Therapie ein.

Aufmerksamkeit
Es werden zwei Arten der Aufmerksamkeit unterschieden. Die geteilte Aufmerksamkeit und die Daueraufmerksamkeit. Analysiert man das Wort Aufmerksamkeit, stellt man fest, dass die Bedeutung sehr genau im Wort beschrieben ist: das

Augenmerk auf etwas richten. Die Aufmerksamkeit kann in engem Zusammenhang mit der Figur-Grund-Wahrnehmung (siehe Kap. 4.3.3) stehen.

Definition:

Die Fähigkeit, sich einem bestimmten gegebenen oder erwarteten Ausschnitt aus dem gesamten Wahrnehmungsfeld zuzuwenden (Daueraufmerksamkeit) bzw. den Wahrnehmungsfokus auf mehrere Dinge zu richten (geteilte Aufmerksamkeit).

Häufig zu beobachtendes Verhalten bei einer Aufmerksamkeitsstörung:

▷ Die Patienten scheinen mit den Gedanken woanders zu sein.

▷ Die Patienten wirken verwirrt.

▷ Die Patienten wirken unruhig.

Qualitatives Bewusstsein

Definition:

Übersetzt und interpretiert man den Begriff wörtlich, erhält man die wohl eindeutige Bedeutung: „die Güte des Wissens über das eigene Sein". Ein eng verwandter Begriff aus dem psychiatrischen Bereich für eine qualitative Bewusstseinsstörung ist die inhaltliche Denkstörung.

Häufig zu beobachtendes Verhalten bei einer qualitativen Bewusstseinsstörung:

▷ Die Patienten erscheinen verwirrt.

▷ Die Patienten verhalten sich nicht der Situation und ihrer Patientenrolle angepasst: Sie reden den Therapeuten als ihren Ehepartner an, oder sie realisieren nicht, dass sie sich im Krankenhaus befinden.

Quantitatives Bewusstsein

Definition:

Übersetzt und interpretiert man auch diesen Begriff wörtlich, kommt man zu der Bedeutung: „die Menge des Wissens über das eigene Sein".

Häufig zu beobachtendes Verhalten bei einer quantitativen Bewusstseinsstörung:

▷ Die Patienten scheinen wenig von sich mitzubekommen.

▷ Die Patienten schwingen emotional wenig mit.

▷ Die Patienten erscheinen schläfrig oder somnolent (benommen).

Exekutive Funktionen

Definition:

Es handelt sich um Kontroll- und Ausführungsfunktionen, die für das Fortschreiten kognitiver Prozesse verantwortlich sind. Auf der einen Seite sorgen sie für eine flexible Kontrolle einer Handlung, die während der Ausführung immer wechselnden Umwelteinflüssen unterworfen ist. Auf der anderen Seite sind sie für das ungehinderte Fortführen kognitiver Aktivität auch bei Ablenkung zuständig.

Häufig zu beobachtendes Verhalten bei einer Störung der exekutiven Funktionen:

▷ Die Patienten hören mitten in einer Handlung auf und beginnen diese nicht wieder neu.

▷ Die Patienten wandeln eine Handlung nicht ab, auch wenn sie so nicht zum Erfolg führt.

▷ Es treten Perseverationen (hängen bleiben an einer Handlung, einer Bewegung oder einem Gedanken) auf.

4.3.2 Gedächtnisleistungen

Die Gedächtnisleistungen werden nach zwei unterschiedlichen Kriterien, Qualität und Quantität, unterteilt.

Einteilung nach Quantität

Kurzzeitgedächtnis

Das Kurzzeitgedächtnis teilt sich wiederum in Informationsverarbeitungsgeschwindigkeit und Gegenwartsdauer.

Informationsverarbeitungsgeschwindigkeit

Definition:

Die Geschwindigkeit, mit der eine Information (z.B. eine verbale Anweisung) verarbeitet wird. Bei einer Verlangsamung des Verarbeitens von Informationen spricht der Volksmund von der „langen Leitung".

Häufig zu beobachtendes Verhalten bei einer Störung der Informationsverarbeitungsgeschwindigkeit:

▷ Der Patient gibt verzögert Antwort.

▷ Der Patient setzt Anweisungen zeitlich verzögert um.

Gegenwartsdauer

Definition:

Die Zeitspanne, in der eine Information zur Verarbeitung zur Verfügung steht/gegenwärtig ist (wenige Sekunden).

Häufig zu beobachtendes Verhalten bei einer Störung der Gegenwartsdauer:

▷ Der Patient stockt bei längeren Handlungen, da er vergessen hat, was er eigentlich machen wollte.

▷ Informationen werden nur bruchstückhaft aufgenommen.

Mittelfristiges Gedächtnis

Definition:

Im mittelfristigen Gedächtnis werden Informationen einige Sekunden bis Minuten gespeichert.

Häufig zu beobachtendes Verhalten bei einer Störung des mittelfristigen Gedächtnisses:

▷ Der Patient hat am Ende der Therapiestunde vergessen, was er zu Beginn gemacht hat.

▷ Der Patient hat vergessen, wer ihn zur Therapie gebracht hat.

▷ Der Patient geht in den Keller, um Kartoffeln zu holen und hat im Keller vergessen, was er holen wollte.

Langzeitgedächtnis

Definition:

Die Fähigkeit, sich Informationen über einen längeren Zeitraum (Stunden bis Jahre) zu merken.

Häufig zu beobachtendes Verhalten bei einer Störung im Langzeitgedächtnis:

▷ Der Patient kann nicht den Inhalt der letzten Therapiestunde wiedergeben.

▷ Der Patient kann seinen Lebenslauf gar nicht oder nur bruchstückhaft erzählen.

▷ Der Patient kann den Inhalt eines Arztgespräches o.Ä. nicht wiedergeben.

Einteilung nach Qualität

Deklaratives Gedächtnis

Definition:

Das beschreibende Gedächtnis. Die Fähigkeit, sich an Fachwissen oder „Wissen der Allgemeinbildung" zu erinnern und es zu benennen.

Häufig zu beobachtendes Verhalten bei einer Störung des deklarativen Gedächtnisses:

▷ Der Patient kann Gegenstände nicht benennen.

▷ Der Patient kann keine bekannten mathematischen Formeln oder Vokabeln reproduzieren.

Prozedurales Gedächtnis

Definition:

Das Wissen über den gewohnten Umgang mit Alltagsgegenständen oder Gegenständen aus bekannten Lebensbereichen (z.B. Computer).

Häufig zu beobachtendes Verhalten bei einer Störung des prozeduralen Gedächtnisses:

▷ Der Patient hat die Prozedur des Sich-Anziehens vergessen.

▷ Der Patient kann nicht beschreiben, wie mit Alltagsgegenständen umzugehen ist.

Episodisches Gedächtnis

Definition:

Die Fähigkeit, Ereignisse zu behalten, die in direktem Bezug zur eigenen Person stehen. D.h. die Fähigkeit, sich Erlebtes/autobiographische Daten zu merken.

Häufig zu beobachtendes Verhalten bei einer Störung des episodischen Gedächtnisses:

▷ Der Patient kann nicht beschreiben, wie er zur Therapie gekommen ist.

▷ Der Patient kann seinen Lebenslauf nicht wiedergeben.

Beispiel

Die drei qualitativen Gedächtnisformen seien an einem Beispiel – Radwechsel am Auto – erläutert:

Das deklarative Gedächtnis hat die Aufgabe, die Einzelteile (Rad, Mutter, Schraube) zu benennen. Das prozedurale Gedächtnis hat die Aufgabe, sich an den

Ablauf/die Prozedur des Radwechsels, die ggf. in der Fahrschule gelernt wurde, zu erinnern. Mit dem episodischen Gedächtnis kann nach erfolgreichem Reifenwechsel zu Hause erzählt werden, was/welche Episode an dem Tag erlebt wurde.

4.3.3 Unterstützende Funktionen der Wahrnehmung

Zu den unterstützenden Funktionen der Wahrnehmung zählen:

▷ Visuomotorische Koordination
▷ Figur-Grund-Wahrnehmung
▷ Wahrnehmungskonstanz
▷ Raum-Lage-Wahrnehmung
▷ Wahrnehmen räumlicher Beziehungen
▷ Wahrnehmen der physiologischen Körperlängsachse.

Die Hilfsfunktionen der Wahrnehmung helfen, Reize zu filtern und vorzusortieren, bevor sie bewusst verarbeitet werden.

Visuomotorische Koordination
Definition:
Die Fähigkeit, das visuell Erfasste mit den Körperbewegungen abzustimmen. Unter visuomotorischer Koordination wird meist die Hand-Auge-Koordination beschrieben. Es ist aber auch die Fähigkeit, einen Ball gezielt zu treten (Fuß-Auge-Koordination) oder auch die Fähigkeit, beim Hinsetzen das Gesäß mit der gesehenen Sitzfläche zu koordinieren.
Häufig zu beobachtendes Verhalten bei einer visuomotorischen Störung:
▷ Der Patient kann beim Schreiben nicht in Begrenzungslinien bleiben.
▷ Die gerichteten Zielbewegungen beim Greifen sind ungeschickt.

Figur-Grund-Wahrnehmung
Definition:
Die Fähigkeit, die Wahrnehmung auf eine wichtige Figur vor einem in diesem Moment unwichtigen Hintergrund zu fokussieren. Die Figur kann aber zum Hintergrund werden und umgekehrt. Diese Fähigkeit gibt es in allen Sinnesmodalitäten.

Patienten mit diesem Störungsbild können die im Moment für sie wichtigen Sinneseindrücke nicht adäquat aus den für sie unwichtigen Sinneseindrücken herausfiltern. Ihr Gehirn wird sozusagen ständig mit Sinneseindrücken bombardiert, die es in der Fülle nicht zu verarbeiten vermag. Für diese Patienten erscheinen z.B. Bilder mit nicht klar abgegrenzten Linien oder mit eher gedeckten Farben (z.B. Fotos in Zeitungen) verwirrend. Sie können bei einer größeren Geräuschkulisse den Fokus ihrer Wahrnehmung nicht auf eine Person lenken (Gespräche im Speisesaal). Veranstaltungen wie ein Gottesdienst oder eine Geburtstagsfeier sind für diese Patienten sehr anstrengend.

Häufig zu beobachtendes Verhalten bei einer Störung der Figur-Grund-Wahrnehmung:

▷ Der Patient findet seine Wäsche nicht auf dem gleichfarbigen Bett.

▷ Der Patient findet Besteck in der Schublade nicht.

▷ Der Patient schmeckt beim Essen keine einzelnen Gewürze heraus.

▷ Der Patient riecht keine einzelnen Düfte heraus (z.B. von Blumen).

▷ Der Patient kann sich bei einer Geräuschkulisse nicht auf Therapeuten oder Gesprächspartner konzentrieren.

▷ Der Patient ermüdet schnell.

▷ Der Patient kann sich schwer konzentrieren.

Wahrnehmungskonstanz
Definition:

Die Fähigkeit, etwas Gleiches immer als das Gleiche wahrzunehmen, auch wenn es für den Wahrnehmenden in leicht abgewandelter Form (z.B. Entfernung, Perspektive) erscheint. Diese Fähigkeit gilt für alle Sinnesmodalitäten.

Bei einer Wahrnehmungsstörung in diesem Bereich nimmt ein Patient einen Gegenstand, der sich für ihn leicht verändert hat, nicht konstant als den gleichen wahr. Ein Ball, der wegrollt, wird kleiner und verändert dadurch für den Betrachter das Aussehen. Patienten mit einer Störung in der Wahrnehmungskonstanz können ihn nun nicht mehr als den gleichen wahrnehmen. Im auditiven Bereich zeigt sich diese Störung häufig beim Telefonieren. Eine Stimme erscheint rein technisch bedingt durch das Telefon anders als bei einem direkten Gespräch. Mit einer Störung in der Wahrnehmungskonstanz wird sie dann nicht mehr als konstant wahrgenommen und damit nicht mehr erkannt.

Häufig zu beobachtendes Verhalten bei einer Störung der Wahrnehmungs-konstanz:

▷ Der Patient nimmt Gegenstände nicht als die gleichen wahr, wenn er sie aus einer anderen Perspektive sieht.

▷ Der Patient nimmt Melodien oder Instrumente nicht als die gleichen wahr, wenn sie von verschiedenen Tonträgern abgespielt werden.

▷ Der Patient hat Schwierigkeiten, Personen immer als die gleichen wahrzunehmen, wenn er sie in verschiedenen Situationen trifft.

▷ Der Patient hat Schwierigkeiten, Stimmen als die bekannten wahrzunehmen, wenn sie z.B. aus dem Telefon gehört werden.

Raum-Lage-Wahrnehmung
Definition:

Die Raum-Lage-Wahrnehmung ist die Fähigkeit, die Lage eines Gegenstandes im Raum und zum Betrachter wahrzunehmen. Durch diese Wahrnehmungsleistung ist man in der Lage, Aufforderungen wie „Setz dich auf den Stuhl" zu befolgen. Erst durch diese Leistung kann man erkennen, dass der schiefe Turm von Pisa schief ist. Seine Lage im Raum ist nicht vertikal.

Das häufig zu beobachtende Patientenverhalten wird unten zusammen mit dem Wahrnehmen räumlicher Beziehungen beschrieben, da durch eine Testdiagnostik die Leistungen zwar getrennt befundet werden können, im Alltag durch Beobachten aber kaum zu differenzieren sind.

Wahrnehmen räumlicher Beziehungen
Definition:

Die Fähigkeit, die Beziehung zweier oder mehrerer Gegenstände im Raum zueinander wahrzunehmen. Durch das Wahrnehmen räumlicher Beziehungen wird der Betrachter von Bauwerken in die Lage versetzt zu erkennen, ob z.B. der Schornstein in der Mitte vom Dach sitzt oder wie sonst die Beziehung des Schornsteines zum Dach ist.

Die Patienten mit einer Störung in den räumlichen Leistungen (Raum-Lage-Wahrnehmung und Wahrnehmen räumlicher Beziehungen) haben große Probleme, sich automatisch im Raum zurechtzufinden. Sie können nicht mehr sicher sagen, wie weit die Tasse noch vom Tisch oder vom Mund entfernt ist. Sie können auch nicht mehr genau wahrnehmen, ob sie den Kaffee in die Mitte der Kaffeetasse gießen oder etwas neben die Tasse. Weiter haben sie Probleme zu erkennen, ob sie ihren Arm in die Mitte der Ärmelöffnung geführt haben, wie weit ihr Gesäß noch vom Stuhl entfernt ist usw.

Da diese Wahrnehmungsstörung, wie oben beschrieben, sich nicht nur auf das visuelle System bezieht, sondern auch im auditiven System auftreten kann, haben die Patienten Probleme, Geräusche zu lokalisieren oder die Beziehung zweier Geräusche zueinander sicher wahrzunehmen. Sie können im Straßenverkehr nicht sicher sagen, von wo das Motorgeräusch kommt oder wie weit es noch entfernt sein mag.

Häufig zu beobachtendes Verhalten bei einer Störung der Raum-Lage-Wahrnehmung oder der Wahrnehmung räumlicher Beziehungen:

▷ Die Patienten sind nicht fähig, verbalen Anweisungen zu folgen (links, rechts, oben, unten).

▷ Sie können oben, unten, rechts, links beim Ankleiden nicht korrekt wahrnehmen.

▷ Sie zeigen Unsicherheiten beim Umsetzen vom Rollstuhl aufs Bett, die nicht motorisch begründet sind.

▷ Die Patienten sind wegen der fehlerhaften Distanzeinschätzung unsicher beim Treppensteigen.

▷ Sie sind örtlich desorientiert und haben Probleme von A nach B zu finden.

▷ Sie zeigen Unsicherheiten bei Veranstaltungen in großen Sälen und im Straßenverkehr.

Wahrnehmen der physiologischen Körperlängsachse im Raum

Diese Fähigkeit ist eine Kombination oder, genauer ausgedrückt, die Schnittmenge aus der Raum-Lage-Wahrnehmung, dem Körperschema und dem Körperimage. Da es im Bereich der neuropsychologischen Störungen zwei Syndrome gibt, das so genannte *Pusher-Syndrom* und den *unilateralen Neglect*, bei denen gerade in diesem Bereich die Störung liegt, wird diese Fähigkeit hier gesondert behandelt.

Definition:

Es ist die Fähigkeit, die mittlere Körperlängsachse (die Verlängerung der Verbindung zwischen Bauchnabel und Nase – medialer Sagittalschnitt) als Mitte des

Körpers, die aufrecht (vertikal) im Raum steht, zu erfassen und die Reize, die aus dem physiologischen Wahrnehmungsfeld kommen, zu integrieren. Liegt bei Patienten eine Störung in dieser Funktion vor, kann es sich um den unilateralen Neglect, das so genannte Pusher-Syndrom oder eine Kombination von beiden handeln.

Unilateraler Neglect

Definition:

Übersetzt man den Begriff wörtlich, wird die Störung sehr gut beschrieben: Unilateral bedeutet einseitig, Neglect bedeutet Vernachlässigung. Es handelt sich also um eine einseitige Vernachlässigung ohne primär motorische oder sensorische Ursache. Der Patient vernachlässigt eine Körperseite und die Reize, die von dieser Seite her kommen. Zu dieser einseitigen Vernachlässigung kommt es, da der Patient seine Körperlängsachse als verschoben wahrnimmt. Der physiologische Wahrnehmungsraum ist (meist nach rechts) verschoben, sodass Reize, die von der einen Körperhälfte und/oder Raumhälfte kommen, nicht mehr integriert werden können.

Der Neglect äußert sich in der Unfähigkeit, die Umgebung in adäquater Weise zu erfassen. Objekte an der einen (meist der linken) Seite können nicht fixiert, erkannt oder wahrgenommen werden. Es kann ein motorischer (der Patient benutzt seine eine Körperhälfte nicht) oder ein sensorischer Neglect (der Patient integriert die Reize aus der einen Körperhälfte nicht) sein. Äußert er sich so, dass der Patient direkte Berührung oder Reize an seinem Körper nicht mehr integriert, spricht man von einem intrapersonellen Neglect. Es ist aber auch möglich, dass der Patient einseitig die visuellen, auditiven und olfaktorischen Reize nicht integrieren kann. Dann handelt es sich um einen extrapersonellen Neglect. Häufig tritt eine Kombination aus beiden auf.

Um dieses Phämonen zu verstehen, ist es wichtig, es von anderen Störungen, die das räumliche Erfassen betreffen, abzugrenzen. Bei der homonymen Hemianopsie (einseitige Gesichtsfeldeinschränkung) wird, bedingt durch eine Funktionsstörung im *Chiasma opticum* (Sehbahnenkreuzung), eine Seite nicht mehr visuell erfasst/wahrgenommen. Der Patient mit einer Gesichtsfeldeinschränkung kann seine Störung durch verschiedene Strategien kompensieren. Beim unilateralen Neglect hingegen wird auf beiden Seiten gesehen und gefühlt. Das Gesehene/

Gefühlte wird aber nur auf einer Seite integriert. Der Patient, der an einem unilateralen Neglect leidet, kann die Sinneseindrücke der einen Körper- und Raumhälfte nicht integrieren. Folglich kann er sie auch nicht kompensieren, da er sie nicht wahrnimmt – nicht für wahr nimmt – nicht für real nimmt – sie nicht realisiert.

Häufig zu beobachtendes Verhalten bei einem unilateralen Neglect:

▷ Der Patient hat eine schlechte Balance/vermindertes Gleichgewicht.

▷ Er zeigt ungeschickte Bewegungen.

▷ Oft haben diese Patienten eine schlechte Hygiene/ungepflegte Erscheinung.

▷ Weiter haben sie Schwierigkeiten beim Lesen und beim Verstehen visueller Reize.

▷ Oft beachten sie das Essen auf der einen Tellerseite nicht.

▷ Sie stoßen an Objekten mit der betroffenen Seite an.

▷ Sie lassen den betroffenen Arm andauernd hängen.

▷ Die Patienten verletzen sich häufig.

▷ Die Patienten sitzen auf ihrer betroffenen Hand und merken es nicht.

Pusher-Syndrom

Definition:

Der Begriff „Pusher" kommt aus dem Englischen und bedeutet so viel wie „Stoßer" oder „Drücker". Wie bei Patienten mit einem unilateralen Neglect liegt eine gestörte Wahrnehmung der subjektiven Vertikale (Davis, Prosiegel) vor. Die Körperlängsachse wird als 30° im Raum verdreht wahrgenommen. Ähnlich wie beim unilateralen Neglect liegt beim Pusher-Syndrom eine Integrationsstörung des Raumes vor.

Die Patienten fühlen sich zur Seite geneigt (vergleichbar der Seitenneigung eines Bootes bei Seegang) und versuchen diese Fehlverarbeitung durch „stoßen" (englisch: push) ihres Gewichts auf eine Körperseite zu kompensieren. Dem Patienten scheint seine Körperorientierung im Raum verloren gegangen zu sein. „Placing" und „holding" (platzieren und halten) sind auch mit der weniger betroffenen Seite nicht möglich.

Häufig zu beobachtendes Verhalten beim Pusher-Syndrom:

▷ Alle Punkte, die beim unilateralen Neglect beschrieben sind.

▷ Die Patienten stoßen sich auf der betroffenen Seite.

▷ Im Sitzen und Stehen kann das nicht betroffene Bein in Innenrotation sein und einen erhöhten Extensorentonus aufweisen.

▷ Im Liegen versuchen sich die Patienten am Bett oder der Behandlungsliege festzuhalten.

▷ Häufig haben die Patienten eine monotone und leise Stimme.

▷ Oft haben sie eine deutlich verminderte Mimik (Hypomimie).

4.3.4 Höhere Leistungen

Gnosie/Agnosie
Definition:

Die Gnosie ist die Fähigkeit, vertraute Objekte zu erkennen. Ist diese Fähigkeit nicht vorhanden, spricht man von der Agnosie. Darunter versteht man die Unfähigkeit, Objekte zu erkennen, obwohl die Rezeptoren und die afferenten Nervenbahnen nicht geschädigt sind. Die Agnosie kann einzeln oder kombiniert für folgende Sinneswahrnehmungen auftreten: visuell, taktil, olfaktorisch, gustatorisch, auditiv.

Der deutsche, etwas veraltete aber sehr anschauliche Begriff für die visuelle Agnosie lautet Seelenblindheit, der für die auditive Agnosie lautet Seelentaubheit. An diesen Begriffen wird, dank der Bildhaftigkeit der deutschen Sprache, deutlich, was diese Störung für den Patienten bedeutet. Er spürt ein Objekt, kann aber dessen Seele nicht erkennen. Es bleibt für ihn bedeutungslos.

Das Nicht-Erkennen von Reizen kann zu starker Verunsicherung führen. Man stelle sich vor, man höre im Zimmer ein Geräusch und wisse nicht, ob es sich um das Summen eines Staubsaugers oder das Gebell eines großen Hundes handelt. Ebenfalls kann es bei einer olfaktorischen und/oder gustatorischen Agnosie zu einer starken Verunsicherung kommen. Wenn Geschmäcker oder Gerüche nicht mehr erkannt werden, fällt damit ein wichtiger Schutzmechanismus aus, der den Menschen vor Vergiftungen schützt. Diese Unsicherheit kann zu einem Verhalten führen, dass an Verfolgungswahn erinnert.

Visuelle Agnosie
Definition:

Die Schwierigkeit, bekannte Gegenstände visuell zu erkennen, obwohl die Sehschärfe gegeben ist. Die Gegenstände können durch Berühren erkannt werden.

Taktile Agnosie/Astereognosie
Definition:
Die Schwierigkeit, bestimmte Objekte durch Berührung zu erkennen, obwohl die Sensibilität intakt ist.

Olfaktorische und/oder gustatorische Agnosie
Definition:
Die Schwierigkeit, bekannte Gerüche und Geschmäcker zu erkennen, obwohl die relevanten Sinnesorgane intakt sind.

Auditive Agnosie
Definition:
Die Unfähigkeit, bekannte Geräusche (z.B. Stimmen) zu erkennen; weiterhin die Unfähigkeit, verschiedene Geräusche zu unterscheiden (z.B. Pfeife und Staubsauger).
Häufig zu beobachtendes Verhalten bei einer Agnosie (alle vier Formen):
▷ Mit einem der Sinnesreize kann ein bekanntes Objekt nicht erkannt werden oder wird verwechselt.
▷ Durch das Nichterkennen von Objekten oder Geräuschen sind die Patienten oft sehr verunsichert.
▷ Durch das Verwechseln von Objekten oder Geräuschen können diese Patienten Verhaltensweisen zeigen, die an Patienten mit Wahnvorstellungen erinnern.

Anosognosie
Eine weitere Unterform der Agnosien ist die Anosognosie. Der aus dem Griechischen stammende Begriff kann wie folgt übersetzt werden: A = nicht, noso = Krankheit, gnosie = Erkennen.
Definition:
Das Nichteinsehen – besser: das Nicht-ins-Bewusstsein-integrieren-Können – einer Lähmung oder deren Schwere und ein Mangel an Einsicht oder das komplette Leugnen der Behinderung.
Bei der Anosognosie handelt es sich um das Phänomen, das häufig mit mangelnder Krankheitseinsicht bezeichnet wird. Genauer muss es heißen, es ist die Un-

fähigkeit, die Krankheit zu erkennen, d.h. die Unfähigkeit, die Störungen (meist Halbseitenlähmung oder Sensibilitätsausfälle) zu integrieren.

Bedenkt man, dass der Patient die Störung gar nicht in sein Körperbild integrieren kann, wird deutlich, dass er gar keine Krankheitseinsicht zeigen kann. Es ist ihm nicht bewusst, dass er krank ist. Diese Patienten scheinen der Therapie sehr ablehnend gegenüber zu stehen. Außerdem sind sie sehr unfallgefährdet, da sie aufgrund des falschen Körperbildes ihre Fähigkeiten falsch einschätzen. Sie haben leider eine schlechte Prognose für eine erfolgreiche Rehabilitation.

Häufig zu beobachtendes Verhalten bei einer Anosognosie:

▷ Es kommt häufig zu Unfällen.

▷ Die Patienten zeigen eine schlechte Balance/mangelndes Gleichgewicht.

▷ Sie betreiben eine mangelnde Körperpflege.

▷ Sehr häufig zeigen sie Unverständnis für die Therapie.

(Anmerkung: Andere Autoren nennen noch die Somatognosie, das Erkennen des eigenen Körpers. Hier wird auf dieses Phänomen nicht weiter eingegangen, da es zum einen als Störung des Körperschemas und Körperimages angesehen werden kann und zum anderen differentialdiagnostisch für Ergo- und Physiotherapeuten sowie Logopäden nicht relevant ist.)

Seriale Wahrnehmung

Definition:

Die seriale Wahrnehmung ist die Fähigkeit, Reihenfolgen wahrzunehmen. Eine typische Form der serialen Wahrnehmung sind Aufgaben aus der Mathematik: „Wie geht diese Reihe weiter 1,3,5,7 …?" Ein Beispiel aus dem musikalischen Bereich sind Tonleitern. Wenn jemand die ersten Töne einer Tonleiter hört, kann er sagen, wie sie weiter gehen wird. Das ist eine Leistung der serialen Wahrnehmung.

Häufig zu beobachtendes Verhalten bei einer serialen Wahrnehmungsstörung:

▷ Fehler in Handlungsabläufen werden nicht erkannt oder korrigiert.

▷ Handlungen werden in der falschen Reihenfolge ausgeführt (z.B. Kleidungsstücke in der falschen Reihenfolge angezogen).

Praxie/Apraxie

Definition:

Unter Praxie versteht man die Fähigkeit, sinnvolle Handlungen und/oder Bewegungen zu planen und auszuführen. Ist diese Fähigkeit nicht vorhanden, obwohl Motorik, Kraft und Verstand intakt sind, spricht man von einer Apraxie.

Der Begriff Apraxie ist eigentlich missverständlich, da er „keine Handlungsplanung" (lateinisch a = keine) bedeutet. Richtig müsste man von einer Dyspraxie (= verminderte Handlungsplanung) sprechen. Im medizinischen und therapeutischen Sprachgebrauch hat es sich aber eingebürgert, dass man bei Kindern von einer (Entwicklungs-)Dyspraxie und bei Erwachsenen von einer Apraxie spricht.

Die Patienten mit einer Apraxie haben Schwierigkeiten, Handlungen oder Bewegungen richtig zu planen und auszuführen. Sie bringen entweder die richtige Reihenfolge durcheinander, vergessen oder ersetzen Teilstücke der Handlung oder Bewegung. Sie fallen dadurch auf, dass sie einige Tätigkeiten gar nicht oder auf sehr ungewöhnliche/falsche Art und Weise ausführen.

Mehrere Formen der Apraxie können unterschieden werden. Sie treten isoliert oder in Kombination auf.

Ideomotorische Apraxie

Definition:

Die Unfähigkeit, eine Bewegung oder Geste nach verbaler Anweisung oder durch Imitation auszuführen, auch wenn die Idee verstanden worden ist. Es handelt sich um die Unfähigkeit der richtigen Anordnung von Einzelbewegungen zu einer Bewegungsfolge. Der Patient kann u.U. in der Lage sein, die gleiche Bewegung automatisch auszuführen. Bekommt der Patient die Anweisung, die Fingerkuppen der rechten Hand an die rechte Schläfe zu führen, kann er diese Aufgabe nicht erfüllen. Juckt es ihn aber an der rechten Schläfe, führt er seine Fingerkuppen dorthin, um sich zu kratzen.

Eine besondere Form der ideomotorischen Apraxie stellt die Sprechapraxie dar. Sie wird auf Seite 46 unter den Sprachstörungen beschrieben.

Ideatorische Apraxie

Definition:

Die Unfähigkeit, automatisch oder auf Anweisung hin eine Handlung auszuführen, weil das Handlungskonzept nicht verstanden wird. Der richtige Objektgebrauch und das konzeptionelle Sequenzieren, das zur motorischen Ausführung nötig ist, fehlen. Sie steht in engem Zusammenhang mit der serialen Wahrnehmungsstörung.

Als Beispiel für eine ideatorische Apraxie wird oft das Kaffeekochen (mit Pulverkaffee) beschrieben. Ein Patient mit einer ideatorischen Apraxie wird erst den Wasserkocher anschalten und dann das Wasser einfüllen.

Verminderte konstruktive Leistungen/„konstruktive Apraxie"

(Anmerkung: Nach der klassischen Definition der Apraxie als Störung der Handlungsplanung existiert diese Form der Apraxie laut neuerer Literatur nicht, da sie eine Folge von verminderten räumlich-konstruktiven Leistungen ist. In der Praxis hat es sich aber bewährt, sie als Störung, die das Gelingen einer Handlung verhindert, zu nutzen und unter diesem Punkt zu betrachten. Um Missverständnisse zu vermeiden, sollte anstatt von einer Apraxie von verminderten konstruktiven Leistungen gesprochen werden.)

Definition:

Die Unfähigkeit, eindimensionale Einheiten in zwei- oder dreidimensionale Figuren umzusetzen, d.h. die Unfähigkeit, etwas zu bauen oder sinnvoll zusammenzusetzen/zu konstruieren.

Häufig zu beobachtendes Verhalten bei einer Störung der Praxie (alle drei Formen):

▷ Die Patienten zeigen Probleme beim Schreiben, Malen, Abmalen und Bauen.

▷ Sie haben Schwierigkeiten, neue Fähigkeiten zu lernen, die eine Reihe von Bewegungen beinhalten (z.B. Rollstuhlfahren).

▷ Probleme beim Ankleiden treten auf, weil die Reihenfolge vertauscht wird (z.B. wird zuerst die Hose und dann die Unterhose angezogen) oder weil die Kleidungsstücke fehlerhaft mit dem Körper zusammengebracht werden (z.B. verdrehte Träger des Unterhemdes).

▷ Die Patienten haben Probleme, die Funktion eines Objekts zu beschreiben.

▷ Sie bleiben an einer Handlung hängen (Perseveration) oder brechen eine Handlung ab.

Körperwahrnehmung

Körperschema

Definition:

Das Wissen über die funktionellen Zusammenhänge des Körpers, d.h. die Fähigkeit, die Beziehung der einzelnen Körperteile untereinander und wo der Körper sich im Raum befindet, zu verstehen.

Körperimage

Definition:

Die Fähigkeit, die Erscheinung des eigenen Körpers wahrzunehmen, die visuelle und mentale Vorstellung. Eine Hilfe zum Verständnis dieses Begriffs stellt erneut die wörtliche Übersetzung dar. Image bedeutet im Englischen „das Bild" oder „die Vorstellung". So bedeutet Körperimage die Fähigkeit, sich ein Bild von seinem Körper zu machen, sich seinen Körper vorzustellen.

Bei einer Störung des Körperschemas und/oder des Körperimages verliert der Patient das automatisierte Wissen über seinen Körper, d.h. er hat das Bild seines Körpers und wie alle seine Einzelteile zusammenspielen nicht mehr verinnerlicht. Er kann ihn folglich nicht richtig, quasi automatisch, in eine geplante Handlung und/oder Bewegung einbeziehen.

Ein großer Unterschied zwischen dem Körperschema und dem Körperimage liegt darin, dass das Körperschema weitgehend konstant ist, während das Körperimage stark von der derzeitigen (körperlichen und seelischen) Befindlichkeit abhängig ist. Um sich die Unterschiede zwischen beiden Funktionen zu verdeutlichen, kann man sich die Bildhaftigkeit der deutschen Sprache zunutze machen. Nach einer durchzechten Nacht spricht der Volksmund von einem „dicken Kopf". In diesem Fall ist das Körperimage gemeint: Das subjektive Empfinden, die Vorstellung, die Imagination des Kopfes fühlt sich dick an. Das Körperschema, das Wissen über den Körper und seinen funktionellen Zusammenhang, sagt dem Zecher, dass der Kopf genauso groß ist wie am Tag zuvor und der Hut heute immer noch passt.

Durch gezieltes Beobachten ist es nahezu unmöglich, die beiden Störungen differentialdiagnostisch voneinander abzugrenzen. Eine oft gewählte Möglichkeit zur Befunderhebung des Körperimages ist, den Patienten ein Selbstbildnis malen zu lassen. Diese Möglichkeit ist eher als gefährlich zu betrachten, da neben dem Aspekt der künstlerischen Begabung die momentane psychische Verfassung eine Rolle spielt und diese von nicht genau in diesem Bereich ausgebildeten Therapeuten nicht befriedigend interpretiert werden kann.

Häufig zu beobachtendes Verhalten bei Störungen der Körperwahrnehmung (für beide Formen):
▷ Der Patient ist sich der Verletzungsgefahr nicht bewusst.
▷ Er verhält sich zu seinen Gliedmaßen wie zu denen einer anderen Person.
▷ Er verwechselt seine Gliedmaßen mit denen des Therapeuten.
▷ Es können Probleme beim Ankleiden und bei der Hygiene auftreten.
▷ Der Patient erkennt sich auf Fotos oder im Spiegel nicht.
▷ Er zeigt unzureichende Gleichgewichtsreaktionen.
▷ Es kann zu Problemen beim Umsetzen vom Rollstuhl ins Bett und bei anderen Transfers kommen.

Sprachvermögen/Aphasie

(Anmerkung: Die Sprache wird natürlich nur von Logopäden und klinischen Linguisten befundet. Falls ein Befund dieser Berufsgruppen (noch) nicht vorliegt, sollte sich aber jeder, der mit dem Patienten arbeitet, ein Bild von seiner sensorischen und motorischen Sprachfähigkeit machen, um so den Patienten adäquat ansprechen und diese Störungen mit in die Therapie einbeziehen zu können. Die Leitungsaphasie und die transkortikale Aphasie werden hier nicht behandelt, da die Differentialdiagnose für Ergo- und Physiotherapeuten eher unbedeutend ist.)

Definition:

Die Fähigkeit, den Sinn und die Verwendung der Sprache zu erfassen. Das bedeutet, Gesagtes zu verstehen und selbst Gedanken etc. verbalisieren zu können. Eine Aphasie ist eine Störung der Sprache. Genau wie der Begriff Agnosie ist auch Aphasie missverständlich, da es wieder mit dem „A" (= kein) versehen ist. Eine Aphasie bedeutet aber nicht immer den völligen Verlust der Sprachverwendung oder des Sprachsinns. Es kann sich auch um einen teilweisen Verlust handeln.

Es können alle expressiven (den Sprachausdruck betreffenden) und rezeptiven (das Sprachverständnis betreffenden) Modalitäten betroffen sein. Es kann zu Störungen der Verbindungsmodalitäten von Lauten (Phonologie), der grammatikalischen Form (Morphologie), des Satzbaus (Syntax), der Wortbedeutung (Semantik) und des Wortschatzes (Lexikon) kommen. Je nachdem, welche Symptome dominieren und wo die Läsion im Gehirn lokalisiert ist, werden vier Formen der Aphasie unterschieden.

Wernicke-Aphasie
Eine erhebliche Störung des Sprachverständnisses steht im Vordergrund. Gesagtes kann nicht oder nicht befriedigend verstanden werden, obwohl in einer Sprache gesprochen wird, der der Empfänger mächtig ist, und obwohl keine organischen Einschränkungen vorliegen und weitere afferente Nervenbahnen nicht betroffen sind. Ein anderer Begriff ist „sensorisch dominierte Aphasie" oder „rezeptive Aphasie", da das sensorisch Aufgenommene nicht adäquat verarbeitet wird. Oft zeigen die betroffenen Patienten eine überschießende Sprachproduktion, die von Wortneubildungen begleitet wird.

Broca-Aphasie
Diese Form der Aphasie ist gekennzeichnet durch eine Störung des expressiven Sprachgebrauchs und des Sprachausdrucks. Gedachtes kann nur beeinträchtigt verbalisiert werden. Die Spontansprache ist dahingehend eingeschränkt, dass die Patienten sich nur mit einzelnen Wörtern, im Telegrammstil und/oder fehlerhaft mit Auslassen oder Vertauschen von einzelnen Buchstaben oder einem fehlerhaften Satzbau ausdrücken können. Andere Begriffe sind „motorisch dominierte Aphasie" oder „expressive Aphasie".

Globale Aphasie
Von einer Globalaphasie spricht man, wenn sowohl der Sprachausdruck als auch das Sprachverständnis betroffen sind. Gedachtes kann nicht verbalisiert werden, obwohl alle Sprechwerkzeuge, Sprachaufnahmewerkzeuge und deren Versorgung unbeeinträchtigt sind. Gesprochenes kann nicht uneingeschränkt verstanden werden. Den Patienten ist der Sprachgebrauch verloren gegangen.

Amnestische Aphasie

Bei einer amnestischen Aphasie handelt es sich vordergründig um Wortfindungs-
störungen. Der Sprachfluss und das Sprachverständnis sind weitgehend erhalten.

Häufig zu beobachtendes Verhalten bei einer Aphasie (bei allen vier Formen):

▷ Der Patient bleibt beim Erzählen an Wörtern hängen und kann das richtige
   Wort nicht aussprechen.

▷ Er versteht Anweisungen und Fragen nicht oder fehlerhaft.

▷ Er vertauscht Buchstaben in einem Wort (z.B. „kerme" statt „merke").

▷ Er lässt Buchstaben weg oder fügt neue ein.

▷ Er schafft völlig neue Wörter.

▷ Er verfällt in eine Logorrhöe. Er redet viel. Das Geredete ist dann oft inhalts-
   leer, sog. Partygespräch.

▷ Der Satzbau ist unvollständig oder fehlerhaft.

▷ Der Patient redet im Telegrammstil.

Eine weitere Störung im Sprachgebrauch stellt die **Sprechapraxie** dar. Es handelt
sich um eine nichtaphasische Sprachstörung, die als Sonderform der ideomotorischen Apraxie gesehen werden kann. Die zur Sprachproduktion nötigen Einzelbewegungen können nur unzureichend zu einer Bewegungsfolge zusammengesetzt werden.

Patienten mit einer Sprachstörung werden leider manchmal behandelt, als seien
sie dumm oder verwirrt. Das sollte nicht mehr passieren. Ein Patient mit einer
Aphasie hat keine Intelligenzminderung und ist nicht verwirrt. Er leidet „nur"
unter einem Verlust der Sprache.

5 Der Befund

5.1 Aufbau des neuropsychologischen Befundes in der Ergotherapie und Physiotherapie

Bevor ein neuropsychologischer Befund erstellt wird, ist es unerlässlich, eventuelle motorische Störungen oder Sensibilitätsstörungen zu befunden, da diese ursächlich für ein abnormes Verhalten sein können, das leicht als neuropsychologisches Problem fehlinterpretiert wird.

Ein Patient mit einem muskulären und in der Beweglichkeit eingeschränkten Schiefhals wird ein visuelles Explorationsverhalten zeigen, das an eine Hemianopsie (einseitige Gesichtsfeldeinschränkung) oder einen visuellen Neglect erinnert. Er wird wahrscheinlich vorwiegend zur nicht in der Beweglichkeit eingeschränkten Seite sehen. Das tut der Patient nicht, weil er eine Störung in der visuellen Wahrnehmung hat, sondern weil er sonst Schmerzen hat.

Ein Patient mit zentral bedingten Sensibilitätsstörungen wird keine stereognostischen Leistungen zeigen. Sein Verhalten kann an eine taktile Agnosie erinnern. Er kann die taktilen und stereognostischen Leistungen aber deshalb nicht erbringen, weil er die Reize nicht spürt, und nicht, weil er sie nicht erkennen kann, wie es bei einer Agnosie der Fall wäre.

Um einen möglichst wertvollen und unverfälschten Befund zu bekommen, muss sich der Therapeut außerdem vor der Befunderhebung folgende Fragen stellen und beantworten:

▷ Ist ein genauer Befund, erstellt durch Ergotherapeuten oder Physiotherapeuten, notwendig?

▷ Wie ist die Einstellung/Motivation des Patienten zu einer neuropsychologischen Befunderhebung? (Denkt der Patient, Sie halten ihn für geistig behindert o.Ä.?)

▷ Wie mögen die zu befundenden Leistungen vor dem Auftreten der Störung gewesen sein? Dazu müssen Informationen aus der Sozial- und Arbeitsanamnese berücksichtigt werden.

▷ Wann, von wem (welcher Profession) und auf welcher Grundlage (Test oder Beobachtung) wurde der letzte Befund auf dem Gebiet erstellt?

▷ Welche Aussagekraft hat der zu erstellende Befund (ist er standardisiert etc.)?

▷ Benötigt der Patient Hilfsmittel zum Ausgleich einer Sinneswahrnehmungsschwäche (Lesebrille, Hörgerät etc.)?

Hypothesengeleitete Befunderhebung

Der Befund soll als hypothesengeleitete Befunderhebung (siehe Abb. 5.1) stattfinden. Diese läuft in sechs Phasen ab:

▷ **Phase der Information:** Der Therapeut informiert sich möglichst umfangreich über den Patienten, seine Diagnose, die Medikamente etc. und erstellt eine Anamnese. In dieser Phase können auch schon Beobachtungen über das Verhalten des Patienten gemacht werden. Sie kann also teilweise parallel zur zweiten Phase verlaufen.

▷ **Phase der Beobachtung:** Der Therapeut beobachtet den Patienten in verschiedenen Situationen (z.B. während des Anziehtrainings oder der motorisch-funktionellen Behandlung) und stellt die Abweichungen des Patienten im Bewegungs-, Handlungs- und Ausdrucksverhalten fest.

▷ **Phase der Analyse:** Der Therapeut erstellt eine Anforderungsanalyse der Tätigkeit bzgl. der motorischen, perzeptiven und kognitiven Anforderungen, welche die Tätigkeit an den Akteur stellt.

▷ **Phase des Vergleichs:** Die Anforderungsanalyse und die Ausführung der Tätigkeit durch den Patienten werden verglichen.

▷ **Phase der Hypothesenbildung:** Jetzt wird eine Hypothese aufgestellt, welches Problem/welche Störung für die Art und Weise, wie die Tätigkeit vom Patienten ausgeführt wurde, ursächlich sein könnte.

▷ **Phase der Verifizierung/Falsifizierung:** In dieser Phase muss die Hypothese durch weitere Beobachtung untermauert (verifiziert) werden, oder sie wird

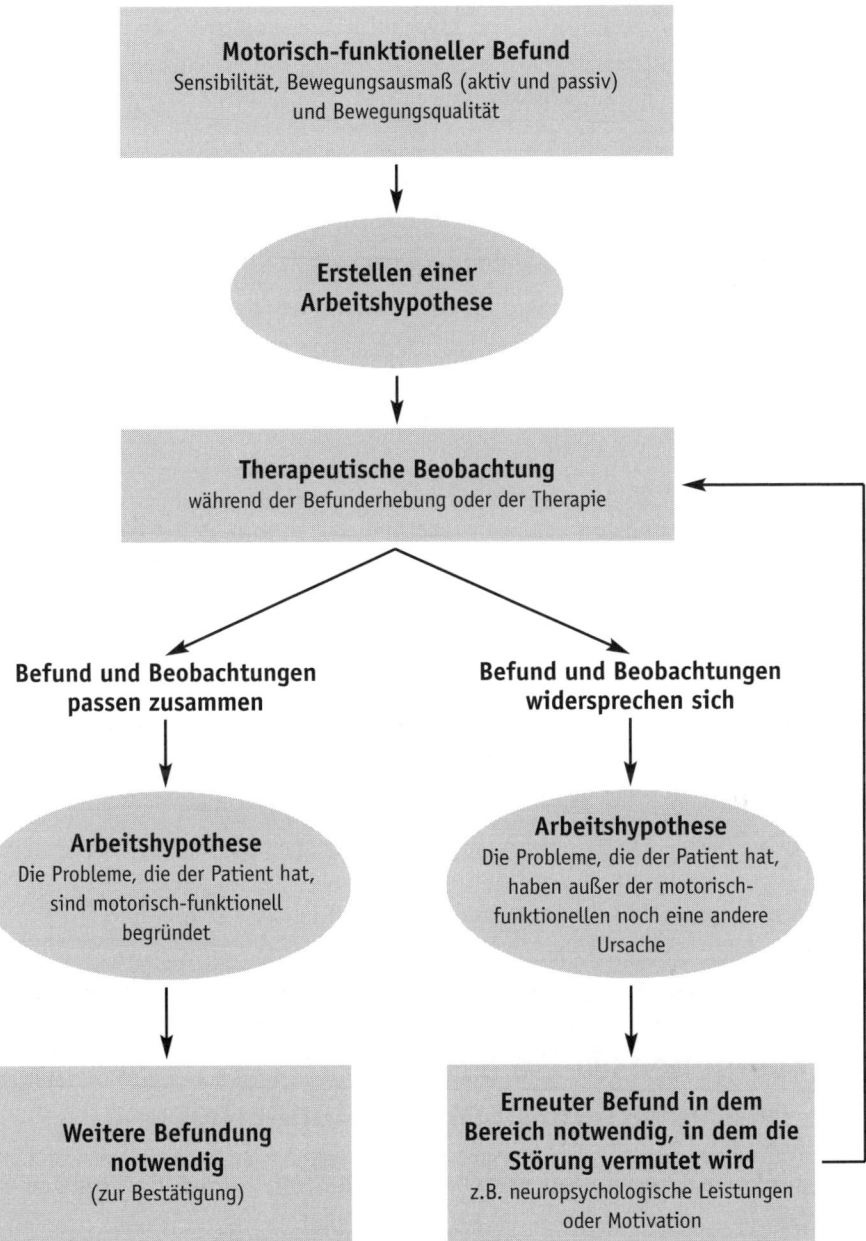

Abb. 5.1 Modell der hypothesengeleiteten Befunderhebung

widerlegt (falsifiziert). Wird die Hypothese untermauert, ist der Therapeut bei der Identifikation des Problems einen Schritt weiter gekommen. Wird die Hypothese durch die weitere Beobachtung widerlegt, beginnt der Therapeut erneut mit der Beobachtung (Phase 2).

Beobachtungs- und Interpretationshilfen finden sich in Kapitel 4, zugeordnet zu den einzelnen Störungsbildern, unter „Häufig zu beobachtendes Verhalten bei ...". Um die einzelnen Hypothesen einfacher durch gezielte Beobachtungen untermauern oder widerlegen zu können, finden sich zu den möglichen neuropsychologischen Phänomenen in Kapitel 9 „Neuroscreening" Befundbögen mit Anleitung.

Neurophysiologischer Befund

Es hat sich in der Praxis bewährt, einen neurophysiologischen Befund, also einen Befund über die motorischen und sensiblen Leistungen, dem neuropsychologischen Befund voranzustellen. Beim Befund der aktiven und passiven Beweglichkeit, des Gleichgewichts, des Tonus, von Placing und Holding sowie der Oberflächen- und Tiefensensibilität können schon wichtige Beobachtungen über neuropsychologische Leistungen oder Einschränkungen des Patienten gemacht werden. Mit der Grundlage eines qualifizierten neurophysiologischen Befundes wird außerdem das Risiko von eventuellen Fehlinterpretationen des Patientenverhaltens reduziert. Der neuropsychologische Befund kann mit Hilfe des Neuroscreenings durchgeführt werden, um so in relativ kurzer Zeit eine qualifizierte ergotherapeutische/physiotherapeutische Befunderhebung zu erreichen.

Wenn durch Beobachtung eine Hypothese erstellt wurde, kann sie mit einem „Kurztest" überprüft und damit bestätigt werden (siehe Vorwort und Anleitung Kap. 9).

5.2 Vorgehensweise bei der neuropsychologischen Befunderhebung

▷ Es wird eine Anamnese mit dem Patienten und ggf. mit den Angehörigen erhoben.

▷ Es wird ein motorischer Befund durchgeführt, um eventuelle Fehlinterpretationen auszuschließen.

▷ Es wird mit dem Patienten ein Sensibilitätsbefund durchgeführt, um eventuelle. Fehlinterpretationen auszuschließen.

▷ Während der Durchführung des motorischen und des Sensibilitätsbefundes sowie der Anamnese konnten schon einige kognitive und perzeptive Fähigkeiten durch Beobachtung befundet werden (z.B. falls der Patient beim motorischen Befund auf Aufforderung bestimmte Bewegungen ausführt, kann eine ideomotorische Apraxie ausgeschlossen werden). Diese Ergebnisse sollen in das Neuroscreening eingetragen werden.

▷ Die Bereiche, die noch nicht durch Beobachtung befundet werden konnten, sollen dann durch ein spezielles Setting zur Beobachtung – oder schneller und gezielter mit dem Neuroscreening – befundet werden.

Die einzelnen Befunde werden interpretiert, d.h. es müssen Hypothesen aufgestellt werden (Abb. 5.1). Es kann durchaus vorkommen, dass ein Patient bei dem Test einer Teilfunktion Auffälligkeiten zeigt, die auf eine Störung hindeuten, er aber in diesem Bereich keine Störung hat, sondern der Test von einer anderen Störung behindert wurde (siehe Fallbeispiel 1, Frau Walters Leistungen im Bereich „Wahrnehmen räumlicher Beziehungen"). In diesem Fall muss eine neue Arbeitshypothese aufgestellt und durch gezielte Beobachtungen und Interpretation verifiziert oder falsifiziert werden.

5.3 Patientenbeispiele zum Befund

Die Vorgehensweise bei der Erstellung eines Befundes soll im Folgenden anhand von drei Patientengeschichten verdeutlicht werden. Die wichtigsten Befunde werden jeweils in zusammengefasster Form dargestellt.

Patientenbeispiel 1: „Frau Walter"

Anamnese

Bei der Patientin handelt es sich um eine 78-jährige pensionierte Grundschullehrerin. Seit dem Tod ihres Ehemannes lebt sie alleine in einem Haus im Zentrum einer größeren Stadt. Therapierelevante Vorerkrankungen liegen nicht vor. Frau Walter gibt an, dass sie sich seit einiger Zeit unsicher beim Gehen fühle und sie

Probleme habe, sich einfache Dinge zu merken. So könne sie z.B. nicht mehr ohne Einkaufszettel zum Bäcker gehen, vergesse, was sie aus dem Keller holen wollte, und habe Probleme, ihren Freundinnen bei einer Unterhaltung zu folgen. Aufgrund dieser Probleme sei sie zu ihrem Hausarzt gegangen, der die Diagnose zerebrovaskuläre Störung stellte.

Motorischer Befund

Ein motorischer Befund, der durch Beobachtungen bei der Spontanmotorik (Gehen, Treppensteigen, Jacke und Schuhe an- und ausziehen etc.) und einem Test des Gleichgewichts und der Gleichgewichtsreaktionen bestand, ergab, dass Frau Walter in den oberen Extremitäten keine funktionellen Einschränkungen hat. Ihre Gleichgewichtsreaktionen und das Gleichgewicht im Sitzen sind unauffällig. Im Stehen und beim Gehen zeigt sie ein vermindertes Gleichgewicht. Ihre Kraft im rechten Bein ist leicht vermindert.

Sensibilitätsbefund

Dieser wurde mit einem Sensibilitätstest durchgeführt (Oberflächensensibilität, Tiefensensibilität und Stereognosie). In diesem Bereich liegen keine Störungen vor.

Gezielte Beobachtungen der perzeptiven und kognitiven Funktionen

Während der funktionellen Befundung konnten keine Auffälligkeiten im perzeptiven und neuropsychologischen Bereich festgestellt werden.

Ergebnis des Neuroscreenings

Bei der Durchführung des Screenings zeigten sich Auffälligkeiten im Bereich des Kurzzeitgedächtnisses. Bei intakter Informationsverarbeitungsgeschwindigkeit war die Gegenwartsdauer deutlich vermindert. Weitere Auffälligkeiten zeigten sich beim Test „Wahrnehmen räumlicher Beziehungen" (siehe Seite 34).

Interpretation/Arbeitshypothese

Die motorischen Fähigkeiten und Defizite haben keinen Einfluss auf die verminderte Gedächtnisleistung. Frau Walter hat ebenfalls keine Schwierigkeiten beim Wahrnehmen von räumlichen Beziehungen. Die Probleme, die sich beim Neuroscreening zeigten, sind darauf zurückzuführen, dass sie die Aufgabe lösen wollte, indem sie die Kästchen genau abzählte und dann die Striche eintragen wollte. In dem Moment, wo sie den Strich ziehen wollte, hatte sie bereits wieder vergessen, wie viele Kästchen sie gezählt hatte oder von welchem Punkt in welche Richtung sie den Strich ziehen wollte. (Diese Hypothese hat sich in der weiteren Therapie bestätigt. Frau Walter hatte z.B. keine Probleme im Umgang mit Nikitin-material.)

Als Befund liegt eine deutlich herabgesetzte Gegenwartsdauer vor.

Patientenbeispiel 2: „Herr Müller"

Anamnese

Herr Müller ist ein 72-jähriger berenteter Fabrikarbeiter. Er lebt zusammen mit seiner Ehefrau, die stark an Rheuma leidet, in einem Bungalow in ländlicher Umgebung. Seine große Leidenschaft ist der Garten, den er mit viel Liebe ange-legt hat.

Vor etwa sechs Wochen erlitt er einen Insult in der rechten Hemisphäre des Ge-hirns. Daraufhin wurde er als Notfall in ein Allgemeinkrankenhaus eingeliefert. Nach der Erstversorgung wurde er auf eine neurologische Station verlegt und be-findet sich jetzt in einer neurologischen Rehabilitationsklinik.

Motorischer Befund

Bei Herrn Müller liegt eine linksseitige Hemiparese mit einem Hypertonus links vor. Sein Kopf ist passiv frei beweglich. In der Spontanmotorik ist der gesamte Körper leicht nach links geneigt und nach rechts gedreht. Im Sitzen und Stehen zeigt er Gleichgewichtsreaktionen, die aber bei stärkerer Lageveränderung nicht zum Erhalt des Gleichgewichts führen. Sowohl im Sitzen als auch im Stehen ist der Rumpf durch den muskulären Hypertonus nach links flektiert. Freies Stehen ist nicht möglich.

Den linken Arm hält Herr Müller im Flexionsmuster. Der Tonus ist erhöht, kann aber durch Mobilisation schnell gesenkt werden und bleibt auch so lange herabgesetzt, wie der Arm in einer inhibierenden Stellung gehalten wird. Aktive Funktionen sind nur in geringem Maße möglich. Der Arm/die Hand kann als Haltehand eingesetzt werden.

Sensibilitätsbefund

Dieser wurde mit einem Sensibilitätstest durchgeführt. In der Warm-Kalt-Diskrimination und beim Schmerzempfinden liegen keine Defizite vor. Die Berührungsempfindung und die Unterscheidung zwischen hart und weich ist herabgesetzt. Beim Test der Tiefensensibilität konnte Herr Müller die Richtung bei geführten Bewegungen angeben. Beim Spiegeltest (Prüfung der Tiefensensibilität, sog. Mirroring) machte er die mit seiner plegischen Seite geführten Bewegungen mit seinem rechten Arm ungenau nach.

Gezielte Beobachtungen der perzeptiven und kognitiven Funktionen

Herr Müller zeigte während des Stationsalltages Leistungen und Verhaltensweisen, die nicht ausschließlich mit seinen sensomotorischen Defiziten zu erklären waren. Er „plumpste" auf den Stuhl, obwohl er sich langsam hinsetzen konnte. Er setzte sich meist nicht in die Mitte des Stuhles. Beim Ankleiden verdrehte er sein Unterhemd, so dass er es nicht alleine anziehen konnte. Weiter schien er Probleme zu haben, die sozialen Zusammenhänge der Station zu erfassen. Deshalb war es notwendig das Neuroscreening durchzuführen.

Ergebnis des Neuroscreenings

In den Bereichen Bewusstsein, Aufmerksamkeit und Gedächtnis liegen keine Defizite vor.

Auffälligkeiten zeigen sich beim Test der Figur-Grund-Wahrnehmung, der Raum-Lage-Wahrnehmung, der Wahrnehmung räumlicher Beziehungen, des Körperschemas und der konstruktiven Leistungen.

Interpretation/Arbeitshypothese

Es liegt eine deutliche Störung der räumlichen Wahrnehmung und eine Störung des Körperschemas sowie der konstruktiven Leistungen vor. Eine Störung der Figur-Grund-Wahrnehmung liegt nach dem Vergleich der Leistungen im Alltag und der Testergebnisse nicht vor. Die Probleme beim Neuroscreening sind wahrscheinlich auf die Wahrnehmungsstörungen des Raumes und der Formen zurückzuführen.

Herrn Müllers Defizite im motorischen Bereich sind nicht ausschließlich auf die Hemiparese zurückzuführen. Das ungenügende Gleichgewicht im Sitzen und

Stehen ist u.a. bedingt durch das mangelnde Körperschema und die herabgesetzten räumlichen Wahrnehmungsleistungen.

Patientenbeispiel 3: „Herr Bauer"

Anamnese
Herr Bauer ist 56 Jahre und von Beruf Landwirt. Bis zu seinem Schlaganfall hat er zusammen mit seiner Ehefrau einen landwirtschaftlichen Betrieb bewirtschaftet. Hobbys hat er außer regelmäßigen Stammtischbesuchen und Fußballschauen keine.
Vor etwa drei Monaten erlitt er einen Schlaganfall in der linken Hirnhälfte. Nach der Erstversorgung auf einer Notfallstation kam er in die neurologische Frührehabilitation und befindet sich jetzt zu weiterer Rehabilitation in einer neurologischen Klinik.

Motorischer Befund
Es liegt eine rechtsseitige Hemiparese mit einem starken Hypertonus vor. Den Kopf hält Herr Bauer im Sitzen nach rechts geneigt. Seine Kopfbewegungen sind auch nach passiver Tonusregulation noch eingeschränkt. Der Oberkörper ist aufgrund der hypertonen Beugemuskeln der rechten Rumpfseite im Sitzen nach vorne und nach rechts geneigt. Stehen ist nicht möglich, da Herr Bauer kein Gewicht auf sein plegisches Bein übernimmt und seinen Oberkörper nicht aufrichtet. Beim Versuch des unterstützten Stehens „hängt er am Therapeuten".
Herr Bauer hält seinen rechten Arm im Flexionsmuster. Aktive Bewegungen sind ihm nicht möglich. Der Tonus ist deutlich erhöht. Auch nach passiver Tonusregulation sind die Außenrotation, die Abduktion über 60° und die Anteversion (Flexion) über 60° im Schultergelenk nicht möglich. Der Ellenbogen kann nicht endgradig gestreckt und die Hand nicht vollständig geöffnet werden.

Sensibilitätsbefund
Der Befund wurde mit einem Sensibilitätstest erstellt. Es liegen auf der rechten Körperhälfte deutliche Defizite im Bereich der Druck- und Temperaturwahrnehmung vor. Die Tiefensensibilität ist ebenfalls gestört. Beim Spiegeltest (Mirro-

ring) konnte er die mit seiner plegischen Seite geführten Bewegungen mit seinem linken Arm nur sehr ungenau nachmachen.

Gezielte Beobachtungen der perzeptiven und kognitiven Funktionen

Das Sprachverständnis und die sprachliche Ausdrucksfähigkeit sind so herabgesetzt, dass mit Herrn Bauer kein Gespräch geführt werden kann. Teilweise hat es den Anschein, als sei Herr Bauer verwirrt, da er zu einfachen Handlungen, die er trotz seiner motorischen Einschränkungen können müsste, nicht in der Lage ist. Insgesamt wirkt Herr Bauer sehr deprimiert.

Ergebnis des Neuroscreenings

Aufgrund der Aphasie war die Durchführung erschwert, da Herr Bauer viel Zeit und Hilfen durch Vormachen benötigte, um eine Aufgabe zu verstehen. Es liegen keine Auffälligkeiten im Bereich des Bewusstseins, der Aufmerksamkeit und des Gedächtnisses vor. Die unterstützenden Funktionen der Wahrnehmung sind ebenfalls unauffällig. Die Aufgaben zur ideatorischen Apraxie waren aufgrund der motorischen Defizite nicht durchführbar. Die gestellten Aufgaben zu serialen (Blütenbilder in die richtige Reihenfolge legen) und die zu konstruktiven Leistungen (Würfelbild nachbauen) konnte Herr Bauer nicht lösen.

Interpretation/Arbeitshypothese

Bei Herrn Bauer liegt eine globale Aphasie vor. Sein situatives Sprachverständnis ist erhalten. Weiter ist die seriale Wahrnehmung gestört. Auch wenn ein Test der ideatorischen Apraxie nicht möglich war, kann aus den Beobachtungen im Alltag geschlossen werden, dass eine ideatorische Apraxie vorliegt. Die räumliche Wahrnehmung ist nicht gestört. Das Ergebnis im Bereich konstruktive Leistungen kommt wahrscheinlich durch die ideatorische Apraxie zustande.

6 Therapeutische Methoden

6.1 Therapeutische Methoden in der neuro-psychologischen Behandlung – Approaches

Wie vor jeder anderen ergo- und physiotherapeutischen Behandlung muss sich der Therapeut bei der Therapie von Patienten mit perzeptiven und kognitiven Störungen im Klaren sein, welche Methode oder welches Denkmodell er seiner Behandlung zugrunde legt.

In der englischen Sprache wird von „Approach" gesprochen. Approach gehört zu den Wörtern, die in diesem Zusammenhang nur unbefriedigend zu übersetzen sind. Es bedeutet so viel wie Zugang, Hinführung, Methode oder Annäherung. Im Folgendem wird der englische Begriff mit „therapeutischer Methode" übersetzt bzw. interpretiert.

Die therapeutischen Methoden ergeben sich aus dem Wissen über die neuronale Plastizität, den Lerntheorien, dem Befund und den Zielen des Patienten. Der Therapeut muss sich also vor Behandlungsbeginn überlegen, welche Grundannahme er über den Patienten und dessen Lernverhalten hat, und daraus schließen, welche Vorgehensweise für den Patienten in seiner speziellen Situation angemessen ist.

Im Folgenden werden die gängigen therapeutischen Grundannahmen und daraus resultierende Methoden aufgeführt. Ergänzend ist die im englischen Sprachraum gängige Bezeichnung angegeben. Bei den Methoden handelt es sich nicht um „therapeutische Neuerfindungen", sondern vielmehr um die Überlegung, wie bestimmte Fähigkeiten physiologisch erlernt werden können und wie das Wissen darüber therapeutisch ausgenutzt werden kann. Im Alltag sind sie sicherlich nicht genau zu trennen. Es sollte aber jedem Therapeuten klar sein, wann und warum er sich welcher Elemente aus welcher Methode bedient.

6.2 Sensorische Integration (SI) – Approach of Sensory Integration

Die SI-Therapie basiert auf der Arbeit von J. Ayres und wurde ursprünglich für die pädiatrische Behandlung entwickelt. Hintergrund der Theorie ist die Annahme, dass einem abnormen motorischen Verhalten eine abnorme Wahrnehmung vorausgeht, die auf einer nicht physiologischen Reizintegration (Integrationsstörung) beruht. Anders ausgedrückt: Einer Störung des vierten (extrapyramidales System, automatisierte Bewegungen) oder fünften (Pyramidenbahnen, Willkürmotorik) sensomotorischen Regelkreises liegt eine Störung des ersten (Tiefensensibilität, Propriozeption), zweiten (Oberflächensensibilität, taktile Wahrnehmung) oder dritten (Bewegungswahrnehmung, vestibuläre Wahrnehmung) Regelkreises zugrunde.

Es liegt also primär eine Wahrnehmungsstörung vor, die sekundär eine Bewegungsstörung zur Folge hat. Folglich wird das gezeigte pathologische Verhalten verbessert, wenn die Reizintegration verbessert wird.

Die Therapie zielt darauf ab, dem Patienten in der therapeutischen Situation so gezielte Reize anzubieten, dass er sie integrieren kann, d.h. die richtige angepasste Antwort – „adaptive response" – zeigen kann.

Elemente aus der sensorischen Integrationstherapie können gut in der Therapie von Patienten mit dem sog. Pusher-Syndrom oder mit einem unilateralen Neglect eingesetzt werden.

Beispiel

Ein Patient mit einer linksseitigen Hemiparese zeigt eine deutliche Pusher-Symptomatik. Er stößt sich also im Sitzen und im Stehen mit seiner rechten Körperseite nach links – auf seine plegische Seite. Er kann also die Reize, die er im Sitzen und Stehen bekommt, nicht physiologisch integrieren, so dass er seinen

Körper nicht aufrecht im Raum halten kann. In der Therapie wird der Patient nun in eine Stellung gebracht, in der er die gezielten Reize, die ihm gegeben werden, integrieren kann und damit auch die richtige „Adaptive Response" zeigen kann. (Der Patient wird z.B. in Bauchlage auf die Hängematte gelegt und sanft geschaukelt oder im Rotationssitz an einen Tisch gesetzt). Auf diese Weise werden Stellreaktionen aus der frühen kindlichen Entwicklung provoziert, die der Patient durch gezieltes Üben und Wiederholen in seine Willkürmotorik integrieren kann.

Positiv an dieser Vorgehensweise ist, dass dem Patienten keine Fähigkeiten antrainiert werden, sondern dass er diese Fähigkeiten durch eine verbesserte Reizintegration wiedererlangt. Negativ an dieser Vorgehensweise ist, dass sie sehr zeitintensiv ist und, bedingt durch die Multimorbidität einiger Patienten und die sich daraus ergebenen Kontraindikationen, oft nur schwierig durchzuführen ist.

6.3 Funktionelle Methode – Functional Approach

Bei dieser Methode werden die Schwierigkeiten des Patienten in den jeweiligen Situationen so lange beübt, bis er die Situation beherrscht. Es wird nicht auf das Generalisieren von bestimmten perzeptiven und kognitiven Kompetenzen geschaut, sondern auf die Verbesserung einer bestimmten Fertigkeit in einem Bereich. Eine alltägliche Anwendung findet diese Vorgehensweise in den Tanzstunden eines eher unbegabten jungen Mannes, der immer mit der gleichen Partnerin immer den gleichen Tanz zur gleichen Musik übt, damit der Tanz zu der Musik mit der Partnerin beim Abschlussball einigermaßen gelingt.

Beispiel

Ein Patient zeigt Probleme in konstruktiven Leistungen und verdreht deshalb sein Unterhemd, wenn er es anziehen will. In der Therapie wird ihm nun das Unterhemd immer auf die gleiche Weise über den Stuhl gelegt, und er nimmt es immer auf die gleiche Art vom Stuhl weg und zieht es sich an. Die Umwelt wird an den Patienten angepasst/adaptiert. Durch dieses Vorgehen wird die einzelne Fertigkeit trainiert. Der Patient wird wieder in der Lage sein, sich in einer so gestalteten Situation alleine anzukleiden.

Diese Herangehensweise kann gewählt werden, wenn eine schnelle Verbesserung einer bestimmten Fertigkeit gewünscht ist, damit der Patient schnell entlassen werden kann, wenn die geistige Kapazität des Patienten so begrenzt ist, dass er einen Transfer des Gelernten in andere Situationen nicht schafft, oder aber die voraussichtliche Lebensdauer so gering ist, dass eine sehr schnelle Verbesserung einzelner Fertigkeiten zum Erhalt/Verbesserung der Lebensqualität nötig ist. Ein positiver Effekt dieser Herangehensweise liegt darin, dass relativ schnell Erfolge erzielt werden können und sich das auf das Selbstbewusstsein des Patienten positiv auswirkt. Der Nachteil dieser Vorgehensweise liegt darin, dass davon ausgegangen werden muss, dass der Patient die neu erlernte Fertigkeit in anders gestalteten Situationen nicht beherrscht.

6.4 Methode der Generalisierung – Transfer of Training Approach

Bei dieser Methode wird davon ausgegangen, dass bestimmte Fähigkeiten, die mit dem Patienten geübt werden, von ihm auf andere Situationen übertragen werden können, also generalisiert werden. Hierbei werden nicht einzelne Fertigkeiten geübt, sondern perzeptive und kognitive Fähigkeiten.

Beispiel

Ein Patient hat verminderte konstruktive Fähigkeiten und deutliche Defizite im Wahrnehmen von räumlichen Beziehungen. In der Therapie soll er mit Bauklötzen bestimmte Muster nachbauen (z.B. mit Nikitinmaterial oder Legosteinen). Bei dieser Therapie soll nicht das Bauen mit Bauklötzen geübt werden. Es wird vielmehr davon ausgegangen, dass der Patient die konstruktiven Fähigkeiten, die er durch die Therapie erlangt, auf andere Tätigkeiten übertragen kann.

Ein positiver Aspekt dieser Herangehensweise liegt darin, dass durch richtiges Positionieren des Patienten und des Therapiematerials motorisch-funktionelle Fähigkeiten gut mitgeübt werden können. Die motorisch-funktionellen Aspekte können für den Patienten auch in den Vordergrund gestellt werden, falls er seine neuropsychologischen Defizite nicht akzeptieren kann. Ein Nachteil dieser Vorgehensweise liegt darin, dass schnelle Erfolge v.a. im Bereich der Aktivitäten des täglichen Lebens (ADL) meist nicht zu erzielen sind.

6.5 Methode der Einzelschritte – Approach of Backward-Forward-Chaining

Bei dieser Methode wird jede Handlung genau analysiert und in ihre Einzelschritte unterteilt. Beim ersten Durchführen der Handlung übernimmt der Therapeut alle einzelnen Handlungsschritte. Beim nächsten Mal übernimmt der Patient die Teile der Sequenz, die er beherrscht. Er führt die Teile mit Hilfe aus, die er teilweise beherrscht, und er bekommt die Teile abgenommen, die er nicht beherrscht. Hat der Patient einen neuen Teil der Handlung gelernt, macht er auch diesen selbstständig usw., bis er idealerweise am Ende der Therapie gelernt hat, die gesamte Handlung selbstständig auszuführen. Wichtig ist hierbei, dass alle Personen, die Umgang mit dem Patienten haben, ihm in etwa die gleichen Einzelteile abnehmen oder ihn selbst machen lassen. Nach dieser Methode erlernen z.B. Kinder das Anziehen von Socken und Schuhen. Als ersten Einzelschritt lernen sie, sich die Socken auszuziehen. Beim Sockenwechsel dürfen sie dann ihre neu erlernte Fertigkeit einsetzen. Den Rest erledigt die Mutter. Wenn sie gelernt haben, den Socken über die Ferse zu ziehen, dürfen sie die Fertigkeit beim nächsten Mal zusätzlich einsetzen. Den Rest erledigt die Mutter. So erlernt das Kind über viele Einzelschritte und deren Verbindungen die sehr komplexe Fertigkeit des Socken- und Schuheanziehens.

Beispiel

Ein Patient mit einer ideatorischen Apraxie kann den Handlungsablauf des Kuchenbackens nicht planen. Der Therapeut plant einen Teil vor (z.B. alle Zutaten in eine Schüssel geben und verrühren), und der Patient plant dann den restlichen Teil der Handlung.

Ein positiver Aspekt dieser Vorgehensweise ist, dass der Patient am Erfolg lernen kann und bei richtiger Anwendung meist vor Fehlern bewahrt wird. Schwierig anzuwenden ist diese Vorgehensweise oft, da sie sehr viele Absprachen der Therapeuten und damit eine sehr gute Zusammenarbeit im interdisziplinären Team (Ärzte, Angehörige, Pflegekräfte, Sozialarbeiter und Therapeuten) vorausgesetzt.

6.6 Methode der Verhaltensmodifikation – Approach of Behaviour Modification

Hier wird davon ausgegangen, dass der Patient, wenn er eine Handlung zum wiederholten Mal ausführt, nicht wieder die gleichen Fehler machen soll wie beim vorigen Mal. Um dieses Ergebnis zu erreichen, wird mit Verstärkern und negativer Sanktionierung gearbeitet. (Darunter versteht man eine Folge aus dem Verhalten des Patienten, die für sein momentanes Verständnis negativ ist.) Diese Methode wird hauptsächlich in der Arbeit mit Kindern und geistig behinderten Menschen eingesetzt. Sie kann ebenfalls nützlich sein bei affektlabilen oder affektflachen Patienten, die eigenmotiviert keine Fortschritte zeigen.

Beispiel
Eine Patientin nach Schädel-Hirn-Trauma nimmt an der Koch- und Backgruppe teil, sitzt aber am Tisch, ohne etwas zum Gelingen des Kuchens/des Essens beizutragen. Da sie nicht mitgearbeitet hat, wird sie nicht am gemeinsamen Essen teilnehmen.
Mit dieser Methode kann es unter Umständen möglich sein, Patienten, die sonst keine Mitarbeit am Rehabilitationsprozess zeigen, zur Mitarbeit zu motivieren. Als negativ ist hervorzuheben, dass sich diese Methode ausschließlich am Erfolg orientiert. Weiter ist die Unterstützung durch einen Psychologen unbedingt erforderlich.

Auf weitere therapeutische Methoden (z.B. konduktive oder die klientenzentrierte) wird im Rahmen dieses Buches nicht eingegangen, da sie in der neuropsychologischen Therapie kaum Anwendung finden.

7 Die Therapieplanung

7.1 Planung einer Ergo- und Physiotherapie mit neuropsychologischen Inhalten

Hierarchie der Störungen

Zunächst wird der Befund genau angesehen und interpretiert und dann die Störungen hierarchisch gegliedert. Die Hierarchie richtet sich nach der Alltagsrelevanz der Störungen und dem subjektiven Empfinden des Patienten über seine Leistungseinschränkungen durch die Störung. Ferner richtet sich die Hierarchie nach der Relevanz der Störung für andere Bereiche.

Beispiel: Liegt bei einem Patienten eine starke Beeinträchtigung des Kurzzeitgedächtnisses vor, so dass er die Schritte, die er sich für eine Therapie merken muss, nicht behalten kann, muss sicherlich als wichtigstes Ziel die Verbesserung des Kurzzeitgedächtnisses genannt werden, auch wenn der Patient subjektiv andere Leistungsstörungen als wichtiger empfindet. Oder die Therapie muss so aufgebaut sein, dass diese Probleme kompensiert werden können.

Auswahl des therapeutischen Mediums

Ist dem Therapeuten klar, welche Leistungen gestört sind und welche Teilbereiche intakt sind (das ist besonders wichtig für eventuelle Kompensationsstrategien), muss ein therapeutisches Medium ausgewählt werden, von dem zuvor eine genaue Anforderungsanalyse bzgl. der motorischen, sensorischen, perzeptiven und kognitiven Anforderungen gemacht wurde (Abb. 7.1). Dieses Medium muss

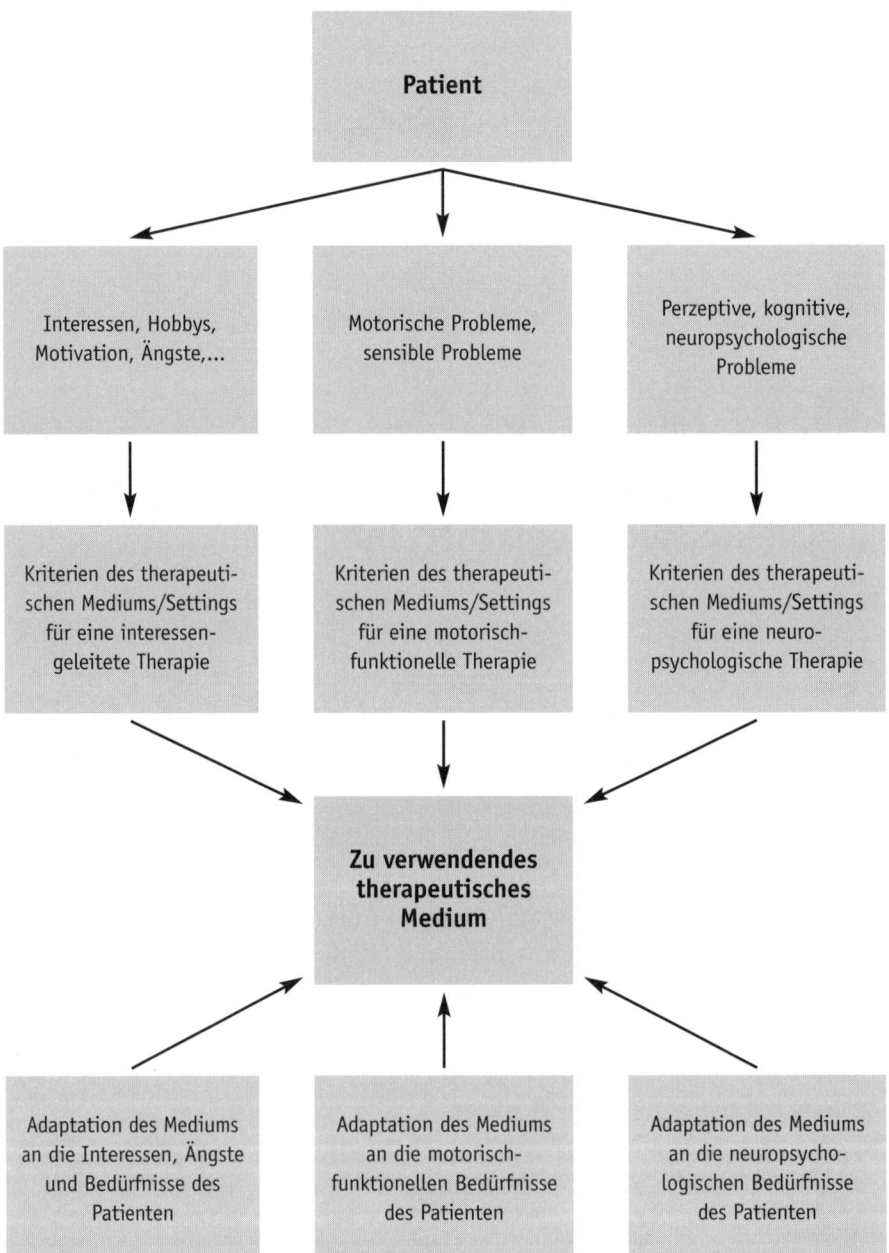

Abb. 7.1 Auswahl des therapeutischen Mediums

nicht den gängigen Hirnleistungstrainingsprogrammen entspringen. Es sollte vielmehr für den Patienten alltagsrelevant und bekannt sein, da ein wichtiger Grundsatz lautet, dass über so viele Kanäle wie möglich gelernt werden sollte (vergleiche Kapitel 2). Ist das Medium dem Patienten bekannt, kommt zu den Wahrnehmungskanälen, über die gelernt wird, noch der Kanal der Erinnerung/Gewohnheit/Routine hinzu.

Liegen Störungen in mehreren Wahrnehmungsleistungen vor, ist es teilweise unerlässlich, sich während der Therapie bestimmter Kompensationsstrategien zu bedienen. Bei dem o.g. Beispiel der Störung im Kurzzeitgedächtnis könnten diese Kompensationsstrategien z.B. in Erinnerungskarten oder verbaler Erinnerung seitens des Therapeuten bestehen.

Durchführung der Therapie

Bei der Durchführung der Therapie sollte immer der Grundsatz gelten:

„Der Patient macht so viel wie möglich selbst!"

Denn der Patient/jeder Mensch lernt durch Handlung, durch Begreifen. Dieser Lernschritt kann dem Patienten nicht abgenommen werden, er würde sonst weniger lernen. Außerdem wissen wir ja gar nicht genau, wie und wie schnell er lernt.

Man erinnere sich an das erwähnte Beispiel mit der Kaffeemaschine. Da konnte festgestellt werden, dass es viele Arten der richtigen Wahrnehmung gibt. Wenn es nicht mehr nur um das Wahrnehmen von Situationen, sondern um das Ausführen von Handlungen bzw. das Erlernen des Ausführens von Handlungen geht, gibt es nochmals mehr physiologische Möglichkeiten als beim einfachen Wahrnehmen. Betrachtet man einmal verschiedene Kinder, die versuchen zu erlernen, wie viel Wasser in ein Glas gefüllt werden kann, bis es überläuft. Man wird feststellen, dass jedes Kind seinen eignen individuellen Weg hat und den gleichen Vorgang unterschiedlich oft wiederholt. Würde einem Kind, das mitten im Experimentieren ist, gesagt werden, jetzt reiche es, es wisse jetzt Bescheid, wäre der Lernprozess noch nicht befriedigend abgeschlossen. Genau wie die Kinder in diesem Beispiel sollen auch die erwachsenen Patienten die Möglichkeit bekommen, den Lernprozess erfolgreich abzuschließen.

7.2 Modell der Therapieplanung

Dieses Modell gibt einen Überblick über die perzeptiven, kognitiven und neuropsychologischen Fähigkeiten, die zum erfolgreichen Ausführen einer Handlung bzw. erfolgreichen Lösen einer Aufgabe nötig sind. Es soll als Checkliste bei der Auswahl des therapeutischen Mediums dienen (Abb. 7.2).

In der ersten Spalte sind die zu erbringenden Leistungen dargestellt. In der zweiten Spalte befinden sich die dazu benötigten Fähigkeiten. Verfügt der Patient nicht über alle benötigten Fähigkeiten, müssen die fehlenden durch Kompensation oder andere Hilfen von außen ausgeglichen werden.

Zusammenfassung der neuropsychologischen Behandlungsplanung

▷ Die Defizite, die bei der Befunderhebung festgestellt wurden, müssen in kausalabhängiger, logischer und für den Patienten akzeptabler Art in hierarchischer Reihenfolge positiv als Ziele formuliert werden.

▷ Der Therapeut muss sich klar sein, welche Technik mit welcher (welchen) therapeutischen Methode (Methoden) durchgeführt werden soll.

▷ Die Technik/die Behandlungsmethode/das Medium muss genau analysiert werden bzgl. der motorischen-funktionellen, sensorischen und der perzeptiv-kognitiven Anforderungen.

▷ Eventuelle motorische oder sensible Defizite des Patienten müssen mitberücksichtigt werden. Zum einen kann es sein, dass aufgrund dieser Defizite die Therapie modifiziert werden muss, zum anderen, dass im Idealfall diese Defizite bei der Therapie mit verbessert werden. Auch die Interessen und die Anamnese des Patienten gilt es zu kennen, um die Therapie entsprechend angemessen zu gestalten.

7.3 Dokumentation des Therapieplans

Um ein aufwendiges Schreiben von Therapieplänen zu vermeiden und dennoch eine nachvollziehbare Dokumentation zu gewährleisten, hat es sich in der Praxis bewährt, den folgenden Vordruck zu benutzen (Abb. 7.3, s. S. 68).

Zu erbringende Leistung	Benötigte perzeptive, kognitive und neuropsychologische Fähigkeit	Bei fehlenden Fähig- keiten
Erfassen der sozialen Situation	▷ Vigilanz ▷ Bewusstsein ▷ Gegenwartsdauer ▷ Informationsverarbeitungs- geschwindigkeit	K O M P E N S A T I O N
Erfassen der Aufgabenstellung	▷ Aufmerksamkeit ▷ Figur-Grund-Wahrnehmung ▷ Wahrnehmungskonstanz ▷ Raum-Lage-Wahrnehmung ▷ Gnosie ▷ sensorisches Sprachvermögen	
Gedankliches Erarbeiten von Lösungen	▷ deklaratives Gedächtnis ▷ prozedurales Gedächtnis ▷ Langzeitgedächtnis ▷ räumliche Wahrnehmung ▷ Körperschema ▷ seriale Wahrnehmung	oder A N D E R E
Ausführen der Aufgabe	▷ ideatorische Praxie ▷ räumliche Wahrnehmung ▷ Körperschema/-image ▷ Wahrnehmung der physiologischen Körperachse im Raum ▷ seriale Wahrnehmung ▷ evtl. motorisches Sprachvermögen ▷ exekutive Funktionen	H I L F E N

Abb. 7.2   Checkliste zum Einsatz des Mediums

Ergo- und physiotherapeutischer Befundbogen und Behandlungsplan

Ergotherapeut: _____ Datum: _____

Physiotherapeut: _____

Name des Patienten: _____ geb.: _____

Behandlungsbeginn: _____

Item	Befund	Ziel/Behandlungsansatz
Gleichgewichtsreaktionen		
Liegen		
Sitzen		
Stehen		
Gehen		
Passive Beweglichkeit		
Aktive Beweglichkeit		
Tonus		
Scapulo-humeraler Rhythmus		
Facio-oraler Bereich		
Sensibilität		
Gedächtnis		
Praxie		
Neuropsychologische Leistungen (weitere)		
Kognitive Leistungen (weitere)		

Abb. 7.3 Dokumentation des Therapieplans

In der Dokumentationsvorlage befindet sich ein Teil mit dem neurophysiologischen Befund. Eine kombinierte Dokumentation aus dem Bereich der Neurophysiologie und der Neuropsychologie erscheint sinnvoll, da Patienten mit einer erworbenen Hirnschädigung meistens in beiden Bereichen Probleme haben und diese nicht isoliert, sondern kombiniert behandelt werden sollen.

In die Kästchen „weitere neuropsychologische Leistungen" und „weitere kognitive Leistungen" sollen Störungen, wie sie in Kapitel 4 besprochen wurden, eingetragen werden. Um den Bogen nicht unnötig auszuweiten, wurden nicht alle einzelnen Punkte aufgeführt.

7.4 Patientenbeispiele zur Behandlungsplanung

Wie schon in Kapitel 5 soll im Folgenden die Therapieplanung anhand der drei Patientenbeispiele „Frau Walter", „Herr Müller" und „Herr Bauer" verdeutlicht werden.

Patientenbeispiel 1: „Frau Walter"

Erstellen einer Zielhierarchie
▷ Grobziel 1: Verbessern der kognitiven Leistungen
    Feinziel: Verbessern der Gegenwartsdauer
▷ Grobziel 2: Verbessern des Gleichgewichts im Stehen
    Feinziel: Erhöhen der Kraft im rechten Bein.
Vorüberlegung: Während der ergotherapeutischen Behandlung wird das zweite Grobziel vernachlässigt, da Frau Walter selbst das kognitive Training wichtiger erscheint und sie auch physiotherapeutisch behandelt wird.

Auswahl des ergotherapeutischen Mediums
Die gebräuchlichen Papier-und-Bleistift-Übungen lehnte Frau Walter ab. Sie sagte, sie wolle nicht noch mal „die Schulbank drücken". Mit dem Computer wollte/konnte sie ebenfalls nicht arbeiten, und ein Gedächtnistraining mit Karten aus dem „Gehirnjogging" frustrierte sie schnell, da sie angab, früher eine gute

Kartenspielerin gewesen zu sein, und bei diesem Training ihre Defizite zu stark zutage traten.

Nach einiger Überlegung entschieden wir uns für das Medium Origami. Das Medium an sich bietet nicht zwangsläufig die Möglichkeit, die Gegenwartsdauer zu trainieren. Folglich musste die Aufgabe so gestellt werden, dass die Gegenwartsdauer geübt wird.

Aufgabenstellung/Setting

Therapeut und Patientin sitzen sich an einem Tisch gegenüber. Der Patientin wird das fertige Origamiprodukt gezeigt. Dann wird es weggelegt, damit bei der Aufgabe die Möglichkeit der Kompensation über das logische Analysieren und Nachvollziehen verringert wird.

Die Patientin und der Therapeut bekommen jeweils ein Origamipapier. Der Therapeut macht jeweils drei Schritte vor und legt sein Papier beiseite (und zwar so, dass die Patientin es nicht sieht). Nun macht die Patientin aus dem Gedächtnis die Schritte nach. Diese Vorgehensweise wird wiederholt bis das Produkt fertig ist (Abb. 7.4 und 7.5).

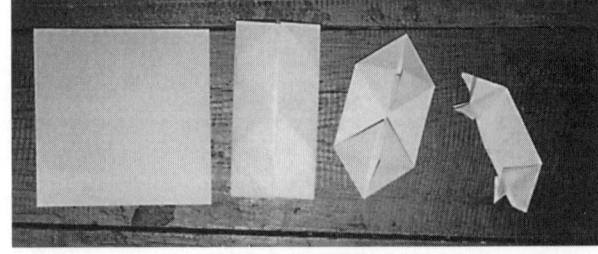

Abb. 7.4 Beispiel einzelner Arbeitsschritte bei der Origamiarbeit „Schwein"

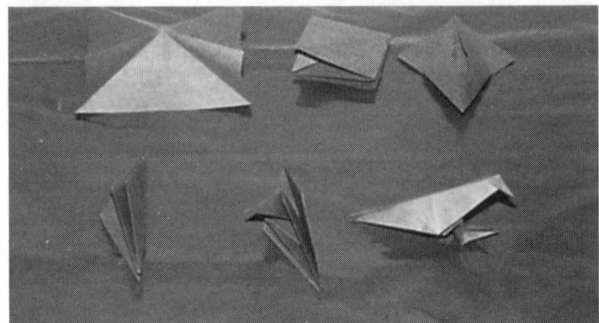

Abb. 7.5 Beispiel einzelner Arbeitsschritte bei der Origamiarbeit „Rabe"

Weitere mögliche Medien

Makramee mit vielen verschiedenen Knoten (ähnliches Setting wie bei Origami), Kurzgeschichten oder Zeitungsartikel nacherzählen ...

Therapeutische Methode/Approach

Die im Vordergrund stehende therapeutische Herangehensweise ist in diesem Fall die Methode der Generalisierung (Transfer of Training), da davon ausgegangen wird, dass Frau Walter die in der Therapie erlernten Fähigkeiten in andere Bereiche transferieren kann, d.h. generalisieren kann.

Weiter fließt die therapeutische Herangehensweise der Einzelschritte mit ein, um Frau Walter vor Misserfolgen zu bewahren.

Tabelle 7.1   Anforderungsanalyse/Therapieplanung „Frau Walter"

Feinziel der Behandlungseinheit	Verbessern der Gegenwartsdauer
Motorische Anforderungen	▷ Sitzen am Tisch ▷ geschicktes bimanuelles Arbeiten
Kognitive, perzeptive, neuro-psychologische Anforderungen	▷ Handlungsabläufe über ca. 30 Sekunden behalten ▷ seriale Wahrnehmung ▷ konstruktive Leistungen ▷ räumliche Wahrnehmung
Steigerungsmöglichkeiten, Erleichterungen	▷ mehr/weniger Schritte vorgeben ▷ nur verbale Anweisungen geben, nicht vormachen
Übertrag in Aktivitäten des täglichen Lebens	wichtige Informationen behalten (z.B. Namen, Telefonnummern)

Physiotherapie

In der physiotherapeutischen Behandlung steht bei Frau Walter die Kräftigung des rechten Beines und die Verbesserung des Gleichgewichts im Stehen und im Gehen im Vordergrund. Diese Ziele sollen durch Treppensteigen und gezielte Kräftigung des rechten Beines erreicht werden.

Multidisziplinäre Therapie

Bringt man die ergo- und physiotherapeutischen Therapieziele zusammen, sieht die Therapie und das Setting beispielsweise so aus: Frau Walter steht in der Therapieküche und backt einen Kuchen nach Rezept (Abb. 7.6). Die Gegenwartsdauer wird dadurch verbessert, dass der Aufbau ähnlich ist wie bei der Origamiarbeit: Frau Walter liest sich wenige Arbeitsschritte im Rezept durch, merkt sich diese und führt sie aus. Das Gleichgewicht im Stehen und Gehen sowie die Kraft im rechten Bein werden u.a. dadurch verbessert, dass Frau Walter in Schrittstellung arbeitet und die Zutaten und Backutensilien so angeordnet sind, dass sie sich bücken und strecken muss.

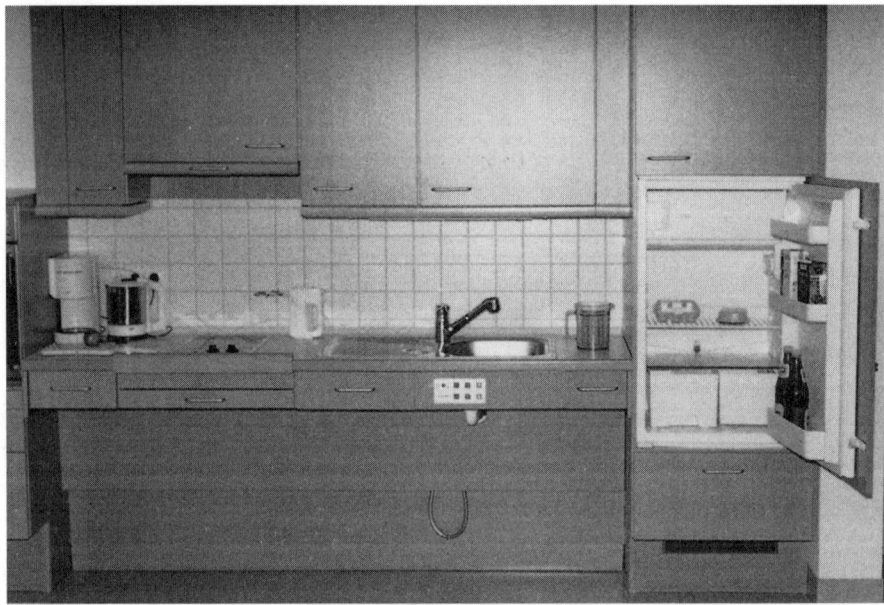

Abb. 7.6 Trainingsküche der Abteilung für Frührehabilitation im Westpfalzklinikum, Standort Kusel

Beispiel der Dokumentation des Behandlungsplans

Name: Frau Walter

Alter: 78 Jahre

Item	Befund	Ziel/Behandlungsansatz
Gleichgewichtsreaktionen	leichte Probleme beim Stehen und Gehen durch Kraftminderung im rechten Bein	Gleichgewichtsübungen im Stehen mit Ball oder Luftballon (kombiniert mit Gedächtnisspielen → Namen merken)
Liegen	o.B.	0
Sitzen	o.B.	0
Stehen	statisches Stehen o.B., bei geforderten Ausgleichbewegungen unsicher, s.o.	s.o.
Gehen	s.o.	s.o.
Passive Beweglichkeit	o.B.	0
Aktive Beweglichkeit	o.B.	0
Tonus	o.B.	0
Scapulo-humeraler Rhythmus	o.B.	0
Facio-oraler Bereich	o.B.	0
Sensibilität	o.B.	0
Gedächtnis	verminderte Gegenwartsdauer	Verbessern der Gegenwartsdauer mit geeigneten und strukturierten Kleintechniken → Origami
Praxie	o.B.	0
Neuropsychologische Leistungen (weitere)	o.B.	0
Kognitive Leistungen (weitere)	o.B.	0

Abb. 7.7 Beispiel der Dokumentation des Behandlungsplans „Frau Walter"

Patientenbeispiel 2: „Herr Müller"

Erstellen einer Zielhierarchie

▷ Grobziel 1: Normalisieren des Tonus
   Feinziel: Tonus im linken Arm senken
   Feinziel: Tonus auf der linken Rumpfseite senken
   Feinziel: Tonus der Halswirbelsäulenmuskulatur normalisieren
▷ Grobziel 2: Verbessern des Gleichgewichts im Sitzen und Stehen
   Feinziel: Verbessern der Körpersymmetrie
   Feinziel: Verbessern des Körperschemas
   Feinziel: Verbessern der Raum-Lage-Wahrnehmung
▷ Grobziel 3: Verbessern der neuropsychologischen Leistungen
   Feinziel: Verbessern der Raum-Lage-Wahrnehmung
   Feinziel: Verbessern des Wahrnehmens räumlicher Beziehungen
   Feinziel: Verbessern des Körperschemas
   Feinziel: Verbessern der konstruktiven Leistungen
▷ Grobziel 4: Verbessern der Sensibilität
   Feinziel: Verbessern der Tiefensensibilität im Arm
   Feinziel: Verbessern der Berührungsempfindung der linken oberen Extremität.

Auswahl des therapeutischen Mediums

Herr Müller akzeptiert seine motorisch-funktionellen Probleme und ist sehr um Mitarbeit bemüht, um seine Fähigkeiten auf diesem Gebiet zu verbessern. Seine neuropsychologischen Probleme scheint er nicht wahrhaben zu wollen, oder die Leistungen und Verhaltensweisen, die daraus resultieren, scheinen ihm peinlich zu sein. Wenn er auf diese Probleme angesprochen wird, äußert er in etwa: „Hör doch auf, mir ins Gehirn schauen zu wollen."

Daraus ergibt sich, dass Herr Müller ein Hirnleistungstraining, das sich offensichtlich auf die neuropsychologischen Defizite konzentriert (z.B. Papier-und-Bleistift-Programme oder Computerprogramme), nicht akzeptieren wird.

Bei der Therapieplanung für Herrn Müller kann sein Hobby, der Garten, sehr gut mit einbezogen werden. Damit wird ihm neben den bekannten Lern- und Wahrnehmungskanälen noch eine weitere Wiedererlernhilfe und Kompensationsmöglichkeit durch die Erinnerung gegeben.

Als Therapiemittel wurde das Einpflanzen und Umtopfen gewählt. Die Analyse dieser Tätigkeit ergab, dass zum Eintopfen Raum-Lage-Wahrnehmung, Wahrnehmen räumlicher Beziehungen, Körperschema und konstruktive Leistungen nötig sind (und noch andere Leistungen, die bei Herrn Müller nicht beeinträchtigt sind). Weiter können durch richtiges Positionieren von Patient, Therapiematerial und Therapeut die motorischen Defizite behandelt werden.

Aufgabenstellung/Setting

Herr Müller steht in Schrittstellung, linkes Bein nach vorne, vor einem hohen Tisch.

Ein Therapeut oder Helfer (Schüler oder Praktikant) sitzt auf einem Hocker links neben ihm, um Herrn Müller an Knie und Hüfte zu unterstützen. Auf dem Tisch sind großräumig angeordnet: einzutopfende Pflanzen, Blumentöpfe, Blumenerde und eine kleine Gießkanne (Abb. 7.8). Herr Müller soll nun die Pflanzen in die Töpfe stellen, mit der Hand Erde dazugeben, festdrücken und gießen. Dabei soll er beim Vorgehen mit dem Oberkörper sein Gewicht auf das linke Bein verlagern. Die linke Hand setzt er als Haltehand ein. Der Therapeut unterstützt Herrn Müller dadurch, dass er ihm bei Tätigkeiten der linken Haltehand hilft und ihn bei der Aufrichtung des Oberkörpers ggf. durch Fazilitation am Brustbein unterstützt.

Da Herr Müller Schwierigkeiten beim Zusammenbringen der verschiedenen Dinge (Pflanze, Erde und Topf) haben wird, soll er vor Beginn der Tätigkeit,

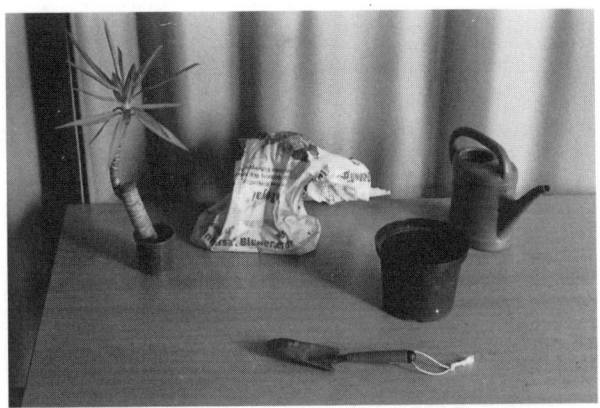

Abb. 7.8 Therapeutisches Setting beim Umtopfen einer Pflanze

Beispiel der Dokumentation des Behandlungsplans

Name: Herr Müller

Alter: 72 Jahre

Item	Befund	Ziel/Behandlungsansatz
Gleichgewichtsreaktionen	Reaktion vorhanden	0
Liegen	o.B.	0
Sitzen	vermindert	Gleichgewichtsübungen im Sitzen/großräumige Tätigkeiten im Sitzen
Stehen	vermindert	Gleichgewichtsübungen im Stehen/ großräumige Tätigkeiten im Stehen
Gehen	mit viel Hilfe möglich	Gewichtsverlagerung auf beide Beine üben, Automatisieren der wechselseitigen Gewichtsübernahme → Schrittstellung
Passive Beweglichkeit	links und rechts o.B.	0
Aktive Beweglichkeit	rechts o.B., links im Arm und Hand stark eingeschränkt → Haltehand/Hilfshand	assistive Bewegungen, Einsatz als Haltehand in inhibierender Stellung
Tonus	links hyperton	passive Tonusregulation, inhibierende Stellung bei Tätigkeiten
Scapulo-humeraler Rhythmus	o.B.	0
Facio-oraler Bereich	o.B.	0

Abb. 7.9 Beispiel der Dokumentation des Behandlungsplans „Herr Müller"

Item	Befund	Ziel/Behandlungsansatz
Sensibilität	links Oberflächen- und Tiefensensibilität gestört	sensible Stimulation mit bekannten Materialien, aktiv, passiv und in Tätigkeiten eingebaut
Gedächtnis	o.B.	0
Praxie	verminderte konstruktive Leistungen	bekannte und neue Tätigkeiten mit konstruktiven Anforderungen nach vorheriger verbaler Planung ausführen
Neuropsychologische Leistungen (weitere)	Probleme bei der Raum-Lage-Wahrnehmung, dem Wahrnehmen von räumlichen Beziehungen des Körperschemas und bei konstruktiven Leistungen	bekannte Tätigkeiten mit Anforderungen an die räumliche Wahrnehmung und das Körperschema nach vorheriger verbaler Planung ausführen
Kognitive Leistungen (weitere)	o.B.	0

Abb. 7.9   Fortsetzung

dem Therapeuten erklären, wie er die Tätigkeit ausführen will. Treten dann Probleme auf, kann mit Herrn Müller zusammen erarbeitet werden, was er falsch gemacht hat und wie der Fehler zu korrigieren ist.

Weitere mögliche Medien

Bausatz eines Vogelhauses aus Holz, Nikitinmaterial, einfache Küchenarbeit ...

Therapeutische Methode/Approach

Die therapeutische Vorgehensweise ist in diesem Fall eine Mischung aus funktioneller Methode (Functional Approach) und der Methode des Generalisierens

Tabelle 7.2 Anforderungsanalyse/Therapieplanung „Herr Müller"

Feinziel der Behandlungseinheit	▷ Tonus in der linken Rumpfseite senken ▷ Verbessern des Gleichgewichts im Stehen ▷ Verbessern der Figur-Grund-Wahrnehmung ▷ Verbessern der Raum-Lage-Wahrnehmung ▷ Verbessern der Wahrnehmung räumlicher Beziehungen ▷ Verbessern der konstruktiven Leistungen
Motorische Anforderungen	▷ unterstütztes Stehen in Schrittstellung ▷ Rumpfrotation ▷ Kopfbeweglichkeit ▷ Einsatz des linken Armes als Halte- oder Hilfshand
Kognitive, perzeptive, neuro-psychologische Anforderungen	▷ Handlungsabläufe zu planen und umzusetzen ▷ konstruktive Leistungen ▷ Raum-Lage-Wahrnehmung ▷ Wahrnehmung räumlicher Beziehungen ▷ Figur-Grund-Wahrnehmung (taktil und visuell)
Steigerungsmöglichkeiten, Erleichterungen	▷ Teilschritte abnehmen ▷ verbales Vorplanen weglassen ▷ Töpfe mit mehreren Pflanzen bestücken
Übertrag in Aktivitäten des täglichen Lebens	▷ Gartenarbeit ▷ alle Tätigkeiten bei denen etwas eingefüllt wird

(Transfer of Training), da Herr Müller eine Tätigkeit direkt übt, die er zu Hause weiterführen möchte. Es wird davon ausgegangen, dass er die Fähigkeiten der räumlichen Wahrnehmung generalisieren und auf andere Tätigkeiten übertragen kann.

Patientenbeispiel 3: „Herr Bauer"

Erstellen einer Zielhierarchie
▷ Grobziel 1:   Normalisieren des Tonus
   Feinziel: Tonus der Halsmuskulatur senken
   Feinziel: Tonus auf der rechten Rumpfseite senken
   Feinziel: Tonus des rechten Armes senken
   Feinziel: Tonus im rechten Bein senken
▷ Grobziel 2:   Verbessern des funktionellen Einsatzes des plegischen Arms
   Feinziel: Verbessern der aktiven Beweglichkeit
   Feinziel: Verbessern der passiven Beweglichkeit
▷ Grobziel 3:   Verbessern der Körperhaltung
   Feinziel: Verbessern der Körperhaltung im Stehen
   Feinziel: Verbessern der Körperhaltung im Sitzen
   Feinziel: Verbessern der Lateralflexion beidseits
   Feinziel: Verbessern der Rumpfrotation beidseits
▷ Grobziel 4:   Verbessern der Sensibilität
   Feinziel: Verbessern der Oberflächensensibilität auf der rechten Körperhälfte
   Feinziel: Verbessern der Tiefensensibilität auf der rechten Körperhälfte
▷ Grobziel 5:   Verbessern der neuropsychologischen Fähigkeiten
   Feinziel: Verbessern der serialen Wahrnehmung
   Feinziel: Verbessern der Handlungsplanung
   Feinziel: Verbessern der expressiven Sprache
   Feinziel: Verbessern der rezeptiven Sprache.

Auswahl des therapeutischen Mediums
Die Auswahl eines geeigneten Mediums zur Verbesserung der Handlungsplanung und der serialen Wahrnehmung gestaltet sich bei Herrn Bauer aufgrund

der Aphasie schwierig. Es muss ein Medium gefunden werden, das die „Spiel-
regeln" von sich aus erklärt oder durch das situative Verständnis zu erfassen ist.
Außerdem darf die Aufgabe keine großen Ansprüche an die Geschicklichkeit
stellen, da Herr Bauer Rechtshänder ist, aufgrund der Lähmung seine rechte
Hand momentan aber nicht einsetzen kann. Nach Rücksprache und mit Unterstützung seiner Ehefrau wurde die „Lebensreihe" als Medium ausgewählt. Frau
Bauer brachte Fotografien ihres Mannes in verschiedenen Lebenssituationen mit.

Tabelle 7.3　Anforderungsanalyse/Therapieplanung „Herr Bauer"

Feinziel der Behandlungseinheit	▷ Verbessern der passiven Beweglichkeit des rechten Armes ▷ Verbessern der Körperhaltung im Sitzen ▷ Verbessern der Lateralflexion im Rumpf ▷ Verbessern der Rumpfrotation ▷ Verbessern der serialen Wahrnehmung ▷ Verbessern der Handlungsplanung
Motorische Anforderungen	▷ freies Sitzen ▷ leichte Lateralflexion und Rotation im Rumpf ▷ passive Beweglichkeit der rechten Schulter
Kognitive, perzeptive, neuro-psychologische Anforderungen	▷ einfache Handlungsabläufe planen ▷ bekannte zeitliche Abfolgen nachvollziehen
Steigerungsmöglichkeiten, Erleichterungen	▷ mehr Bilder verwenden ▷ weniger Bilder verwenden
Übertrag in Aktivitäten des täglichen Lebens	alle Tätigkeiten, die in einer bestimmten Reihenfolge ausgeführt werden müssen

Auf den Fotos war Herr Bauer als kleines Kind mit seinen Eltern, als Jugendlicher in einem Ferienlager, bei seiner Hochzeit und in anderen Situationen seines Lebens zu sehen. In der Therapie sollte er die Bilder in der richtigen zeitlichen Reihenfolge ordnen.

Aufgabenstellung/Setting

Vor der Behandlung wird eine passive Tonusregulation im Sitzen auf der Behandlungsbank durchgeführt, um den Hypertonus zu senken und Herrn Bauer physiologische Bewegungen zu ermöglichen. Vor die Behandlungsbank wird danach ein großer höhenverstellbarer Tisch gestellt. Die Höhe wird so gewählt, dass Herr Bauer aufrecht sitzt und seinen rechten Arm mit Anteversion (Flexion) und Abduktion im Schultergelenk darauf legen kann. Die Fotos werden großräumig auf dem Tisch verteilt, so dass sich beim Holen der Bilder von rechts die rechte Rumpfseite verlängert und umgekehrt. Falls der rechte Arm nicht liegen bleibt, wird er vom Therapeuten unterstützt, da sich dadurch bei den Rumpfbewegungen auch eine Bewegung im rechten Schultergelenk ergibt. Herr Bauer wird aufgefordert, die Fotos mit der linken Hand einzusammeln und in chronologischer Reihenfolge vor sich auf den Tisch zu legen. Beim Erklären der Aufgabe soll darauf geachtet werden, dass der Therapeut trotz der Sprachstörung des Patienten „normal" mit ihm redet und seine Anweisungen mimisch und gestisch untermauert. Falls Herr Bauer die Aufgabe nicht gleich versteht, kann der Therapeut die Aufgabe mit einer anderen Bilderfolge vormachen.

Weitere mögliche Medien

Ist das Prinzip der Aufgabe verstanden, können auch Bildergeschichten (z.B. Vater und Sohn – Papa Moll) verwendet werden oder mathematische Reihen.

Therapeutische Methode/Approach

Dieser Behandlung liegt die Methode der Generalisierung (Transfer of Training) zugrunde. Es wird davon ausgegangen, dass Herr Bauer die wieder zu erwerbenden serialen Wahrnehmungsfähigkeiten auf andere Bereiche übertragen kann.

Beispiel der Dokumentation des Behandlungsplans

Name: Herr Bauer

Alter: 56 Jahre

Item	Befund	Ziel/Behandlungsansatz
Gleichgewichtsreaktionen	Reaktion vorhanden	0
Liegen	o.B.	0
Sitzen	vermindert	Aufrichte- und Gleich-gewichtsübungen im Sitzen/großräumige Tätigkeiten am Tisch
Stehen	vermindert/nicht möglich	Stehen mit Unter-stützung
Gehen	nicht möglich	im derzeitigen Stadium nur vorbereitende Übungen
Passive Beweglichkeit	im rechten Arm eingeschränkt	passives Durchbewegen/ Bewegen des Ober-körpers gegen den fixier-ten Arm
Aktive Beweglichkeit	im rechten Arm nicht möglich	assistive Bewegungen
Tonus	rechts hyperton	passive Tonusregulation/ inhibierende Stellung bei Tätigkeiten
Scapulo-humeraler Rhythmus	o.B.	0
Facio-oraler Bereich	o.B.	0

Abb. 7.10 Beispiel der Dokumentation des Behandlungsplans „Herr Bauer"

Item	Befund	Ziel/Behandlungsansatz
Sensibilität	rechts Oberflächen- und Tiefensensibilität gestört	sensible Stimulation mit bekannten Materialien, aktiv, passiv und in Tätigkeiten eingebaut
Gedächtnis	deklaratives Gedächtnis gestört	Gegenstände im Gespräch deutlich benennen
Praxie	ideatorische Apraxie	anfangs kleine, später größere Handlungssequenzen mit Hilfe ausführen
Neuropsychologische Leistungen (weitere)	▷ verminderte seriale Wahrnehmungsfähigkeit ▷ globale Aphasie	▷ bekannte Reihen nachvollziehen ▷ Sprache mit Mimik und Gestik untermauern, Entscheidungsfragen stellen
Kognitive Leistungen (weitere)	o.B.	0

Abb. 7.10 Fortsetzung

8 Katalog therapeutischer Maßnahmen

8.1 Ratschläge für die neuropsychologische Therapie

Die Ratschläge zur Behandlung sollten nur als solche verstanden und nicht als Regeln betrachtet werden, die immer und ausschließlich angewandt werden können. Man erinnere sich daran, wie individuell und unterschiedlich die Wahrnehmungsleistungen sein können.

Alle Tipps gründen sich auf therapeutische Erfahrungen und wissenschaftliche Untersuchungen. Das heißt aber nicht, dass sie immer anwendbar sind und es keine Ausnahmen gibt. Anders ausgedrückt: Sie helfen oft, aber (leider) nicht immer!

▷ Abnormen Muskeltonus oder abnorme Körperhaltung durch richtiges Positionieren inhibieren.

▷ Durch Folgen der entwicklungsneurophysiologischen und kognitiven Leiter das gewünschte Feedback fazilitieren (Statik vor Dynamik, Angreifen vor Begreifen etc.).

▷ Entlocken der angepassten Antwort, d.h. der Patient muss wissen, was mit ihm passiert, aber nicht, was die von ihm erwartete angepasste Antwort (Adaptive Response) sein soll.

▷ Viele Sinnes- und Lernkanäle nutzen, den Patienten aber nicht mit Reizen bombardieren.

▷ Dysfunktionen (motorisch, perzeptiv, sensibel, kognitiv) nicht isoliert behandeln.

▷ Die intakten Wahrnehmungs- und Lernkanäle nutzen.

▷ Verbale Korrekturen bei rechtsseitiger Läsion verwenden.

▷ Visuelle Korrekturen bei linksseitiger Läsion verwenden.

▷ Der Behandlung sollte nicht nur der Befund, sondern auch die Anamnese und die Interessen des Patienten zugrunde liegen.

▷ Häufiges Wiederholen einer Tätigkeit hilft oft mehr als häufiger Wechsel.

▷ Kontinuität von Therapeut und Methode wirken sich meist positiv auf den Erfolg aus.

▷ Der Patient muss Erfolg haben, um etwas zu lernen.

8.2 Ideensammlung für den Einsatz therapeutischer Medien

Die Ideensammlung ist bewusst auf das reine Aufzählen einiger therapeutisch nutzbarer Medien und die Zuordnung zu einigen Störungsbildern beschränkt. Die Adaptation auf den Patienten und seine Problematik wird nicht beschrieben. Der aufmerksame Leser und ausgebildete Therapeut wird jetzt selbst in der Lage sein, ein geeignetes Medium mit seinem Patienten auszusuchen und das Medium dann den Bedürfnissen, Wünschen, Fähigkeiten und Schwierigkeiten des Patienten anzupassen.

Das Ergebnis wird demnach eine

▷ klientenzentrierte,

▷ hypothesengeleitete,

▷ alltagsorientierte und

▷ effektive

neuropsychologische Therapie sein.

Medien für ein Gedächtnistraining

▷ Einkaufen ohne Einkaufszettel

▷ Handwerkliche Kleintechniken (Origami, Makramee, ...)

▷ Wortketten

▷ „Ich packe meinen Koffer und nehme mit ...“
▷ Kurzgeschichten nacherzählen
▷ Zeitungsartikel nacherzählen und besprechen
▷ Kochen und Backen
▷ Verschiedene therapeutische Computerspiele.

Medien für ein Training der Figur-Grund-Wahrnehmung
▷ Gegenstände aus Erbsenbad o.Ä. heraussuchen
▷ „Suchbilder“
▷ Geräusche heraushören
▷ Werken mit Peddigrohr.

Medien für ein Training der Raum-Lage-Wahrnehmung und das Wahrnehmen räumlicher Beziehungen
▷ Spaziergänge
▷ Hinderniskurse
▷ Memory
▷ Bilder abmalen
▷ Tisch decken
▷ Kochen
▷ Werken mit Holz (z.B. Vogelhaus)
▷ Lego oder Modellbauautos, -flugzeuge ...
▷ „Vier gewinnt“.

Medien für ein Training des Körperschemas, des Körperimages und für Patienten mit einem unilateralen Neglect
▷ Körperpuzzle
▷ Tanzen/Bewegen zur Musik
▷ Massage
▷ Schminken
▷ Frisieren
▷ Spiegel.

Medien zum Training der Gnosie

▷ Farben im Raum suchen

▷ „Malen nach Zahlen"

▷ verschiedene Klänge auf einer Kassette erkennen

▷ Riechspiele (Riechtöpfe)

▷ Wäsche sortieren.

Medien zum Training der Praxie und der serialen Leistungen

▷ Alle neu zu erlernenden handwerklichen Techniken

▷ Anziehtraining (Abb. 8.1)

▷ Kochen

▷ Mathematikaufgaben

▷ Ausflüge planen und ausführen.

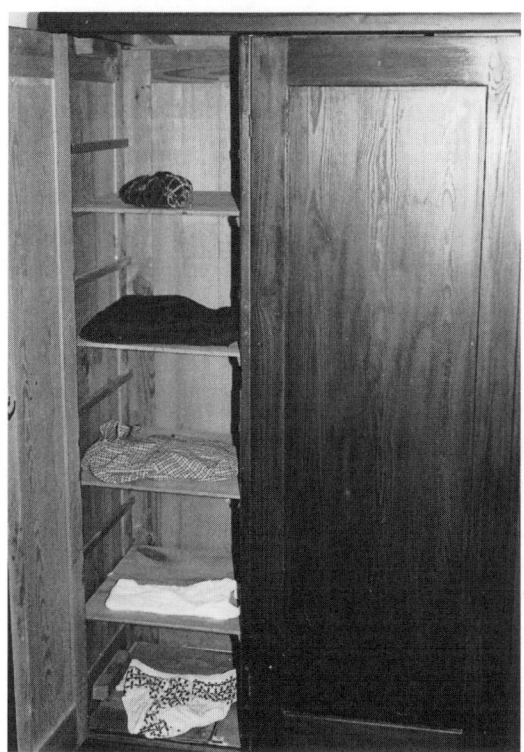

Abb. 8.1 Anordnung der Kleidungsstücke in der Reihenfolge des Anziehens von unten nach oben bei Patienten mit einer serialen Wahrnehmungsstörung

Eigene Ideen:

_____

_____

_____

_____

_____

_____

_____

_____

_____

_____

_____

9 Neuroscreening

9.1 Vorbemerkung zum neuropsychologischen Screening für Ergo- und Physiotherapeuten

Dieses Screening wurde entworfen, um Patienten qualitativ zu befunden, ohne unnötig Behandlungseinheiten damit zu verbringen. Es stützt sich auf Erfahrungen, die in folgenden Bereichen gesammelt wurden: Akutkliniken, neurologische Frührehabilitation, Einrichtungen zur weiteren Rehabilitation, geriatrische Einrichtungen und ergotherapeutische Praxen.

Außerdem basiert es auf Erfahrungen aus der Ergotherapeutenausbildung, speziell beim Examen, wo innerhalb kurzer Zeit ein ausführlicher Befund von guter Qualität geschrieben werden muss.

Das Neuroscreening soll eine Befunderhebungsmöglichkeit darstellen, in der gesteigerter Wert auf Beobachtung gelegt wird. Es ist sicherlich nicht dazu geeignet, bei Patienten mit multiplen und nicht klar zu identifizierenden Störungen eine Differentialdiagnostik durchzuführen. Es kann aber durchaus dazu beitragen, die Bereiche zu identifizieren, in denen eine differenziertere Abklärung (ggf. durch andere Berufsgruppen) indiziert ist.

Das Screening ist nicht standardisiert. Es stützt sich auf Erfahrungs- und Vergleichswerte.

9.2 Anleitung zum Befund mit Hilfe von 10 Befundbögen

Befundformular (Abb. 9.1)

▷ Fallen während des Alltags bei einem Patienten keine Störungen (wie sie in Kapitel 4 beschrieben wurden) auf, ist die Spalte „ohne Befund" (o.B.) im Befundformular (Abb. 9.1) anzukreuzen. Eine weitere Befunderhebung in diesem Bereich ist nicht nötig.

▷ Liegt bei einem Patienten ein Verdacht auf eine Störung vor, ist die Spalte „Auffälligkeiten" (Auff.) anzukreuzen.

▷ Die Auffälligkeiten sollten in der Spalte „Bemerkungen" kurz erläutert werden.

▷ Um die Probleme des Patienten besser identifizieren zu können, sollte dem Patienten eine diesem Bereich zugeordnete Aufgabe gestellt werden.

▷ Das Ergebnis ist erneut unter „Bemerkungen" einzutragen.

▷ Unter „Ergebnis" soll das Neuroscreening kurz zusammengefasst werden.

Für die Bereiche
▷ Bewusstsein,
▷ Aufmerksamkeit,
▷ exekutive Funktionen und
▷ Gedächtnis
liegen in diesem „Neuroscreening" keine Befundbögen bei, da diese Bereiche, falls Auffälligkeiten beobachtet werden, von dafür speziell ausgebildeten Fachleuten untersucht werden sollten.

Figur-Grund-Wahrnehmung (Abb. 9.2)

Der Patient soll die fünf verschiedenen geometrischen Formen mit jeweils einem andersfarbigen Buntstift umranden.

Ist er an den Schnittlinien verwirrt und zeichnet, wenn auch nur kurz, auf einer anderen Figur, liegt wahrscheinlich eine Störung vor.

Wahrnehmungskonstanz (Abb. 9.3)

Der Patient soll auf dieser Seite alle Schattenbilder suchen und kennzeichnen, die dem umrahmten Bild entsprechen.

Vergisst er eines oder kennzeichnet eines zu viel, liegt wahrscheinlich eine Störung vor.

Raum-Lage-Wahrnehmung (Abb. 9.4)

Der Patient soll den Hirsch unter der Linie kennzeichnen, der genau so im Raum steht wie der Hirsch oben.

Erkennt er ihn nicht, liegt wahrscheinlich eine Störung vor. Kennzeichnet er beide Hirsche mit einer Schräglage nach vorne, kann das als unauffällig angesehen werden.

Wahrnehmen räumlicher Beziehungen (Abb. 9.5)

Der Patient soll die dicken Linien, die im oberen karierten Teil eingezeichnet sind, in den unteren übertragen, sodass der untere Teil aussieht wie der obere.

Macht er Fehler und korrigiert diese, ist es als unauffällig anzusehen. Macht er Fehler und korrigiert sie nicht, liegt wahrscheinlich eine Störung vor. Ist er durch die vielen Linien verwirrt, kann es sich um eine Störung der Figur-Grund-Wahrnehmung handeln.

Unilateraler Neglect/Pushersyndrom (Abb. 9.6)

(Anmerkung: Um das Pushersyndrom zu identifizieren, kann kein Test an einem Tisch angewendet werden. Da es aber mit dem Neglect verwandt ist, haben wir es zu diesem Punkt dazu gezählt.)

Ein Blatt Papier wird genau in die Mitte vor den Patienten gelegt. Nun wird er aufgefordert, die Linie durch ein Kreuz genau in der Mitte zu teilen.

Teilt er die Linie in zwei deutlich unterschiedlich lange Stücke, liegt wahrscheinlich eine Neglect-Symptomatik vor (vorausgesetzt eine Hemianopsie kann ausgeschlossen werden).

Körperschema (Abb. 9.7)

Die Figur wird vom Therapeuten ausgeschnitten und auf den gestrichelten Linien so auseinander geschnitten, dass sich ein Körperschema-Puzzle ergibt. Der Patient soll die Figur, ohne vorher das vollständige Puzzle gesehen zu haben, zusammensetzen.

Kann er die Aufgabe nicht korrekt ausführen, liegt wahrscheinlich eine Körperschemastörung vor (vorausgesetzt eine räumliche Wahrnehmungsstörung oder eine konstruktive Apraxie kann ausgeschlossen werden).

(Anmerkung: Es empfiehlt sich, ein vergleichbares Puzzle aus Plastik oder Moosgummi zu verwenden. So kann es öfter benutzt werden und bleibt hygienisch.)

Körperimage

Der Patient soll auf ein leeres Blatt ein Selbstbildnis malen.

Bei diesem Item ist die Auswertung problematisch, da das Ergebnis zum einen stark vom künstlerischem Geschick des Patienten abhängt, zum anderen das Selbstbild eine starke psychische Komponente beinhaltet, die wir an dieser Stelle nicht befunden wollen.

Bei Bildern, auf denen man eine starke Seitendifferenz feststellen kann oder Gliedmaßen deutlich unproportional gezeichnet sind oder ganz fehlen, können wir von einer Störung ausgehen.

Gnosie

Hierfür gibt es keinen Vordruck, da zum Erkennen reale Gegenstände aus der Einrichtung verwendet werden können, z.B.

▷ Visuell: Tasse, Bleistift, Handtuch, Schlüssel
▷ Taktil: Bleistift, Anspitzer, Messer, kleiner Ball
▷ Auditiv: Trommel, Rassel, Schlüsselbund, mit Löffel an Glas schlagen.

Die Gegenstände sollten dem Patienten vor dem Test gezeigt werden, um sicherzustellen, dass er sie kennt. Dann werden sie ihm erneut vorgeführt, er soll sie mit nur der einen Sinneswahrnehmung erkennen.

Erkennt er nicht alle, liegt wahrscheinlich eine Agnosie in dem entsprechenden Bereich vor.

Informationen über die Anosognosie bekommen wir nur durch Beobachten und Befragen.

Ideomotorische Apraxie (Abb. 9.8)

Der Patient soll mit den Händen die Bewegungen, die auf dem Befundbogen stehen, auf verbale Anweisung des Therapeuten hin und durch Imitation des Therapeuten ausführen.

Kann er das trotz motorischer Fähigkeit nicht, liegt wahrscheinlich eine ideomotorische Apraxie vor.

Ideatorische Apraxie (Abb. 9.8)

Der Patient soll einen Kugelschreiber auseinander nehmen und wieder zusammenbauen, einen Bleistift anspitzen, mit diesem und einem Lineal ein „T" zeichnen und das wieder ausradieren.

Kann er das nicht und können mangelnde konstruktive oder motorische Fähigkeiten ausgeschlossen werden, liegt wahrscheinlich eine ideatorische Apraxie vor (zur Dokumentation siehe Abb. 9.8 unten).

Seriale Wahrnehmung (Abb. 9.9)

Der Therapeut schneidet die einzelnen Bilder aus und gibt sie dem Patienten. Dieser soll sie in die logisch richtige Reihenfolge legen.

Bringt er die Bilder nicht in eine logische Reihenfolge, liegt wahrscheinlich eine seriale Wahrnehmungsstörung vor.

Konstruktive Leistungen (Abb. 9.10)

Der Patient soll die dargestellte Mauer mit quadratischen Bauklötzen nachbauen. Kann er das nicht, liegt wahrscheinlich eine Störung der räumlich-konstruktiven Leistungen vor.

Service

Die nachfolgenden Befundbögen 9.1 bis 9.10 können aus dem Buch kopiert und vergrößert werden oder beim Verlag in Originalgröße DIN A4 bestellt werden (Richard Pflaum Verlag, Postfach 19 07 37, 80607 München). Leser, die einen Internet-Zugang haben, können sich die Befundbögen auch auf den eigenen PC herunterladen (www.pflaum.de/buecher/physiotherapie/neurologie/letzel.pdf).

Neuropsychologisches Screening
für Ergotherapeuten und Physiotherapeuten

Patient:_____

Testdatum:_____ Diagnose:_____

Testleiter:_____Händigkeit:_____

Allgemeine Beobachtungen:

_____

_____

o.B.	Auff.	Bereich	Bemerkungen
		Bewusstsein	
☐	☐	qualitativ	
☐	☐	quantitativ	
		Aufmerksamkeit	
☐	☐	geteilte Aufmerksamkeit	
☐	☐	Daueraufmerksamkeit	
		Gedächtnis	
☐	☐	Kurzzeitgedächtnis	
☐	☐	• Gegenwartsdauer	
☐	☐	• Informations-verarbeitungs-geschwindigkeit	
☐	☐	mittelfristiges Gedächtnis	
☐	☐	Langzeitgedächtnis	
☐	☐	deklaratives Gedächtnis	
☐	☐	prozedurales Gedächtnis	
☐	☐	episodisches Gedächtnis	

Abb. 9.1   Befundformular (Fortsetzung)   95

o.B.	Auff.	Bereich	Bemerkungen
		Perzeption	
☐	☐	Figur-Grund-Wahrnehmung	
☐	☐	Wahrnehmungskonstanz	
☐	☐	Raum-Lage-Wahrnehmung	
☐	☐	Wahrnehmung räumlicher Beziehungen	
☐	☐	unilateraler Neglect / Pusher	
☐	☐	Körperschema	
☐	☐	Körperimage	
☐	☐	Gnosie	
☐	☐	• visuell	
☐	☐	• taktil	
☐	☐	• auditiv	
☐	☐	• Anosognosie	
☐	☐	ideatorische Praxie	
☐	☐	ideomotorische Praxie	
☐	☐	seriale Wahrnehmung	
☐	☐	konstruktive Leistungen	
☐	☐	**exekutive Funktionen**	

Ergebnisse / differenzierte Abklärung nötig für folgende Bereiche:	

Patient:_____Datum:_____

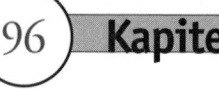

Abb. 9.2 Figur-Grund-Wahrnehmung

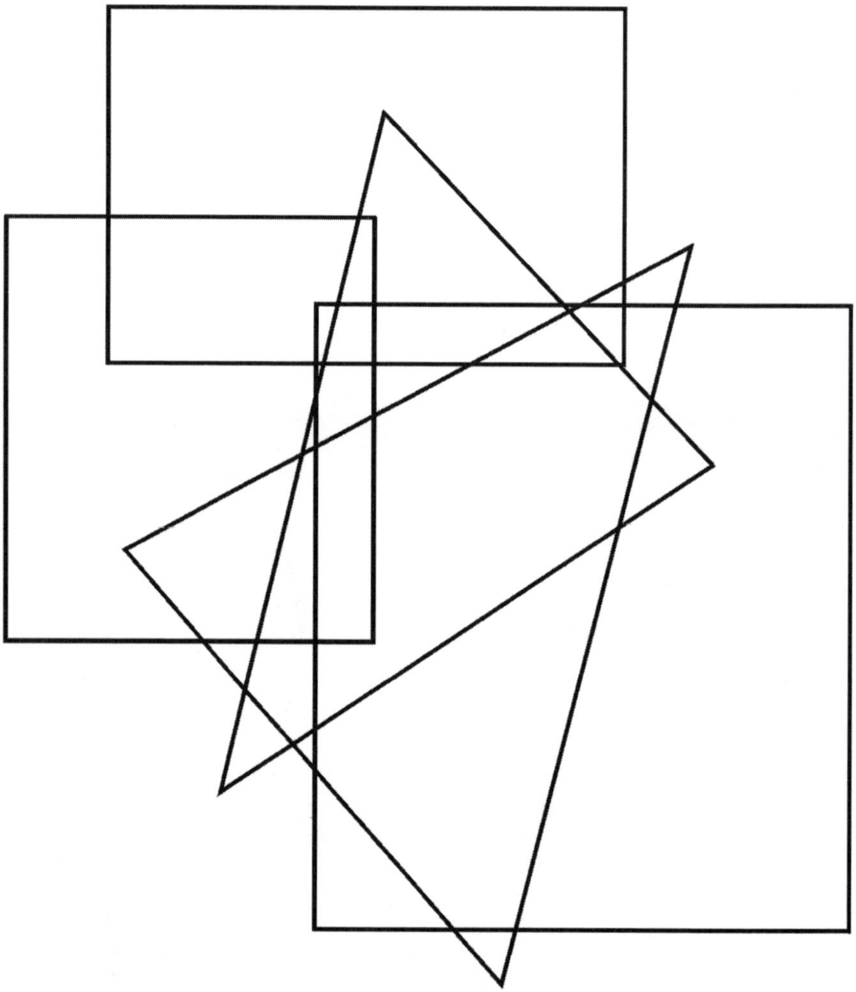

Patient:_____Datum:_____

Abb. 9.3   Wahrnehmungskonstanz   97

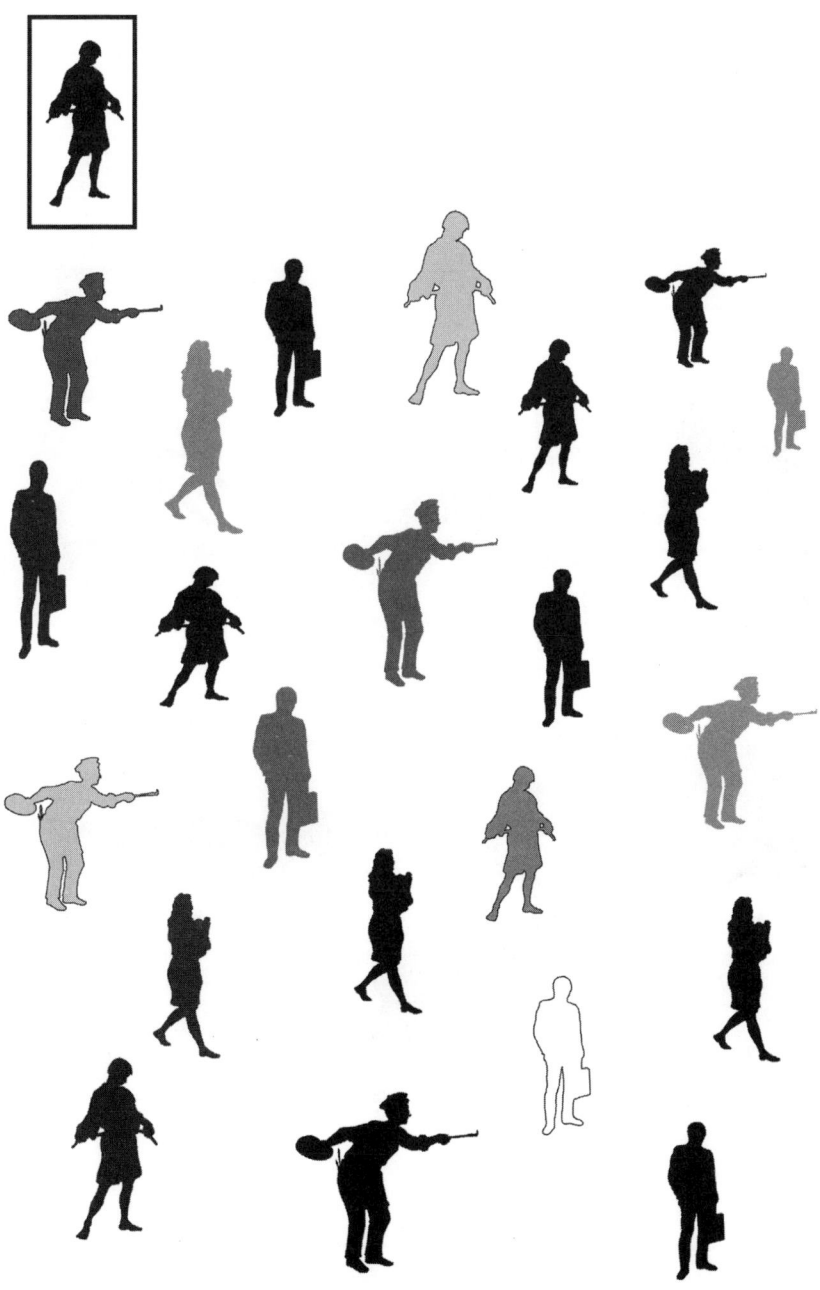

Patient:_____Datum:_____

Abb. 9.4 Raum-Lage-Wahrnehmung

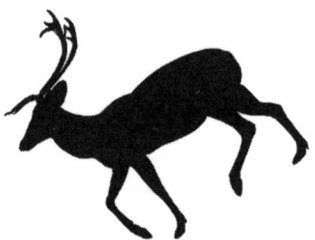

Patient:_____Datum:_____

Abb. 9.5 Wahrnehmung räumlicher Beziehungen 99

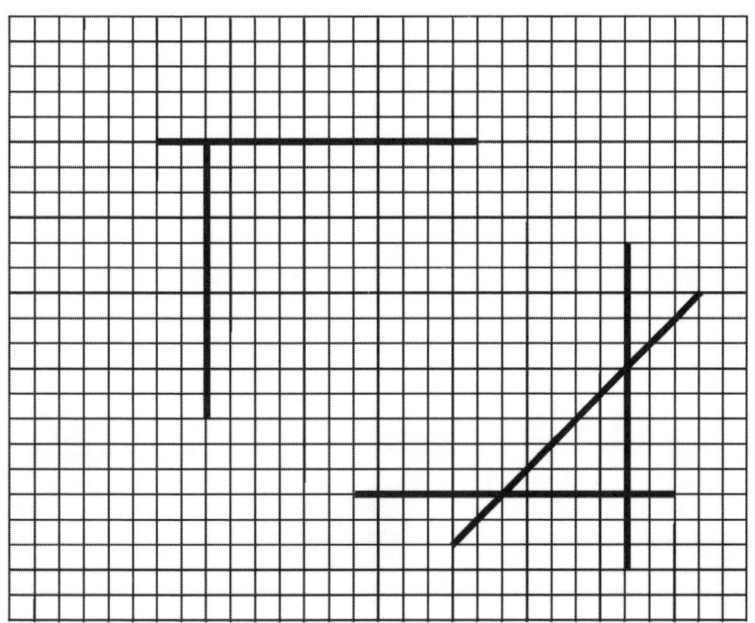

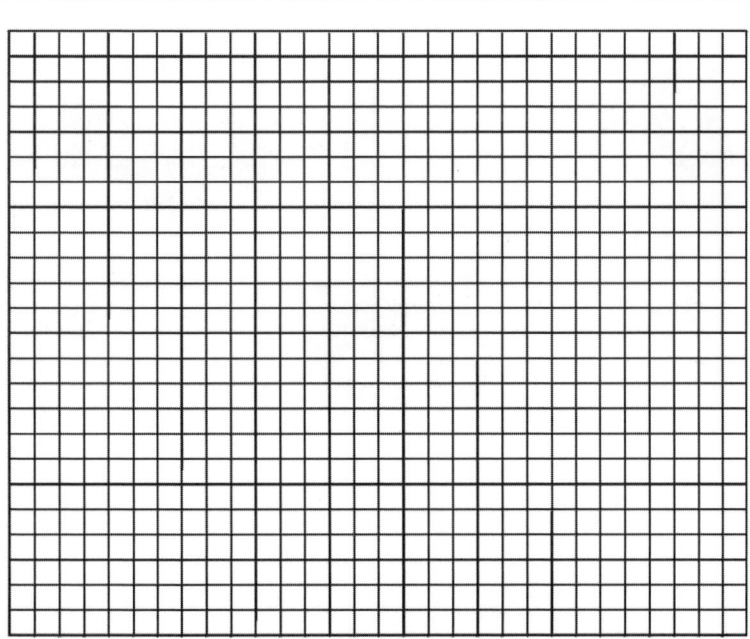

Patient:_____Datum:_____

Abb. 9.6 Unilateraler Neglect/Pusher-Syndrom

Patient:_____Datum:_____

Abb. 9.7   Körperschema   101

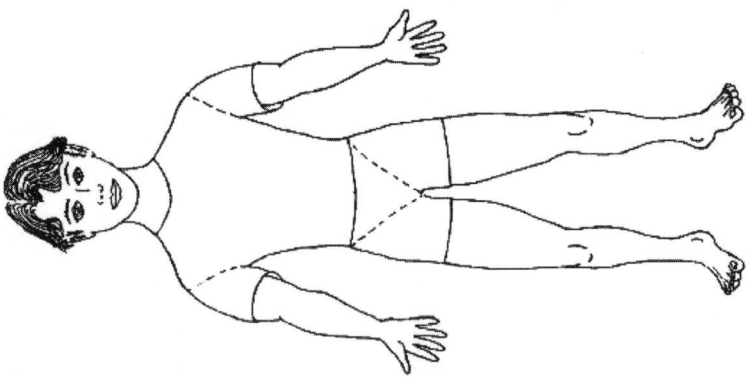

Patient:_____Datum:_____

Aufgaben zur Abklärung der ideomotorischen Praxie	Imitation rechts		Imitation links	
Ausdrucksbewegungen	o.B	Störung	o.B.	Störung
drohen				
winken				
militärisch grüßen				
schwören				
Gebrauch von vorgestellten Objekten				
hämmern				
sägen				
rauchen				
Zähne putzen				
kämmen				
Bedeutungslose Bewegungen				
Handrücken an Stirn legen				
Handfläche auf die Schulter legen				
mit Daumen und Zeigefinger einen Kreis formen				
ausgestreckte Hand schräg durch die Luft führen				

Aufgaben zur Abklärung der ideatorischen Praxie	ohne Befund	Störung
Bleistift anspitzen		
T-Zeichnung		
Strich ausradieren		
Kugelschreiber auseinander schrauben und zusammenfügen		

Patient:_____Datum:_____

Abb. 9.9 Seriale Wahrnehmung

103

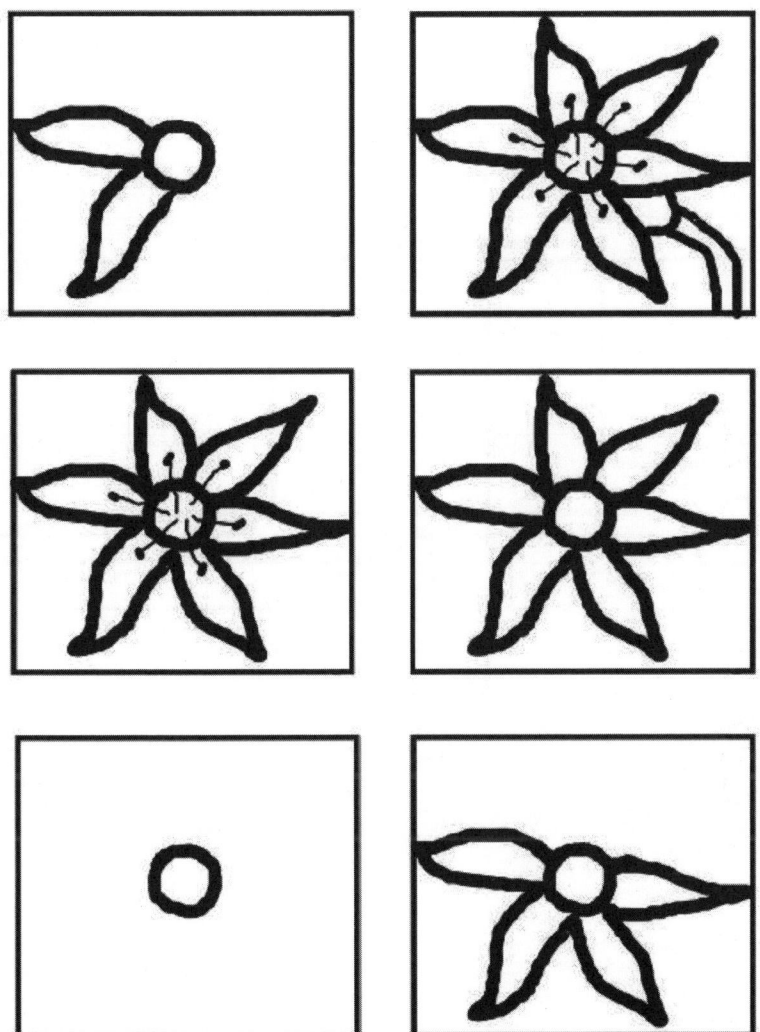

Patient:_____Datum:_____

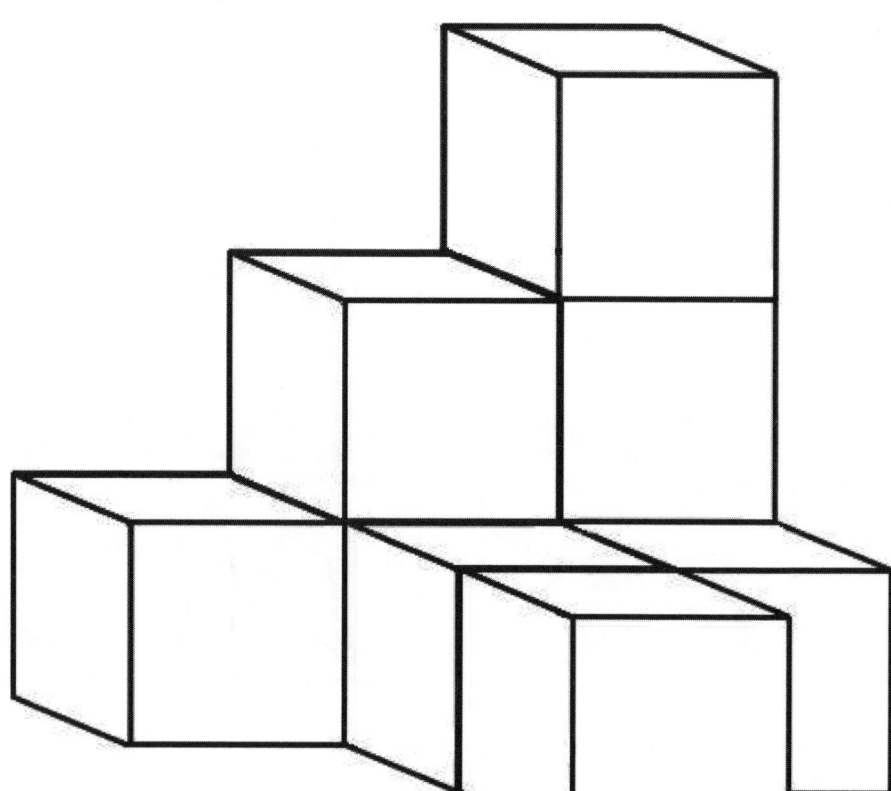

Patient:_____Datum:_____

Literatur

Davies, P. M.: Hemiplegie, Springer 2002

Fröscher, W.: Neurologie, de Gruyter Lehrbuch 2001

Hüter-Becker, A.: Physiotherapie, Lehrbuchreihe Band 11, Thieme 1998

Koch, J.: Neuropsychologie des Frontalhirnsyndroms, Beltz 1994

Kolster, B., Ebelt-Paprotny, G.: Leitfaden Physiotherapie, Urban & Fischer 1999

Lurija, A. R.: Das Gehirn in Funktion, rororo Taschenbuch 1992

Perfetti, C.: Der hemiplegische Patient, Pflaum 1997

Poeck, K.: Neurologie, Springer 1994

Prosiegel, M., Paulig, M.: Klinische Hirnanatomie, Pflaum 2002

Prosiegel, M.: Neuropsychologische Störungen und ihre Rehabilitation, Pflaum 2002

Rösler, H. D., Szewczyk, H.: Medizinische Psychologie, Volk und Gesundheit 1987

Schmitt, R. F.: Neuro- und Sinnesphysiologie, Springer 1998

Sturm, W., Herrmann, M., Wallesch, C.-W.: Lehrbuch der klinischen Neuropsychologie, Swets und Zeitlinger 2000

Turner, A., Foster, M., Johnson, S.: Occupational Therapy and Physical Dysfunktion, Churchill Livingstone 1996

Register